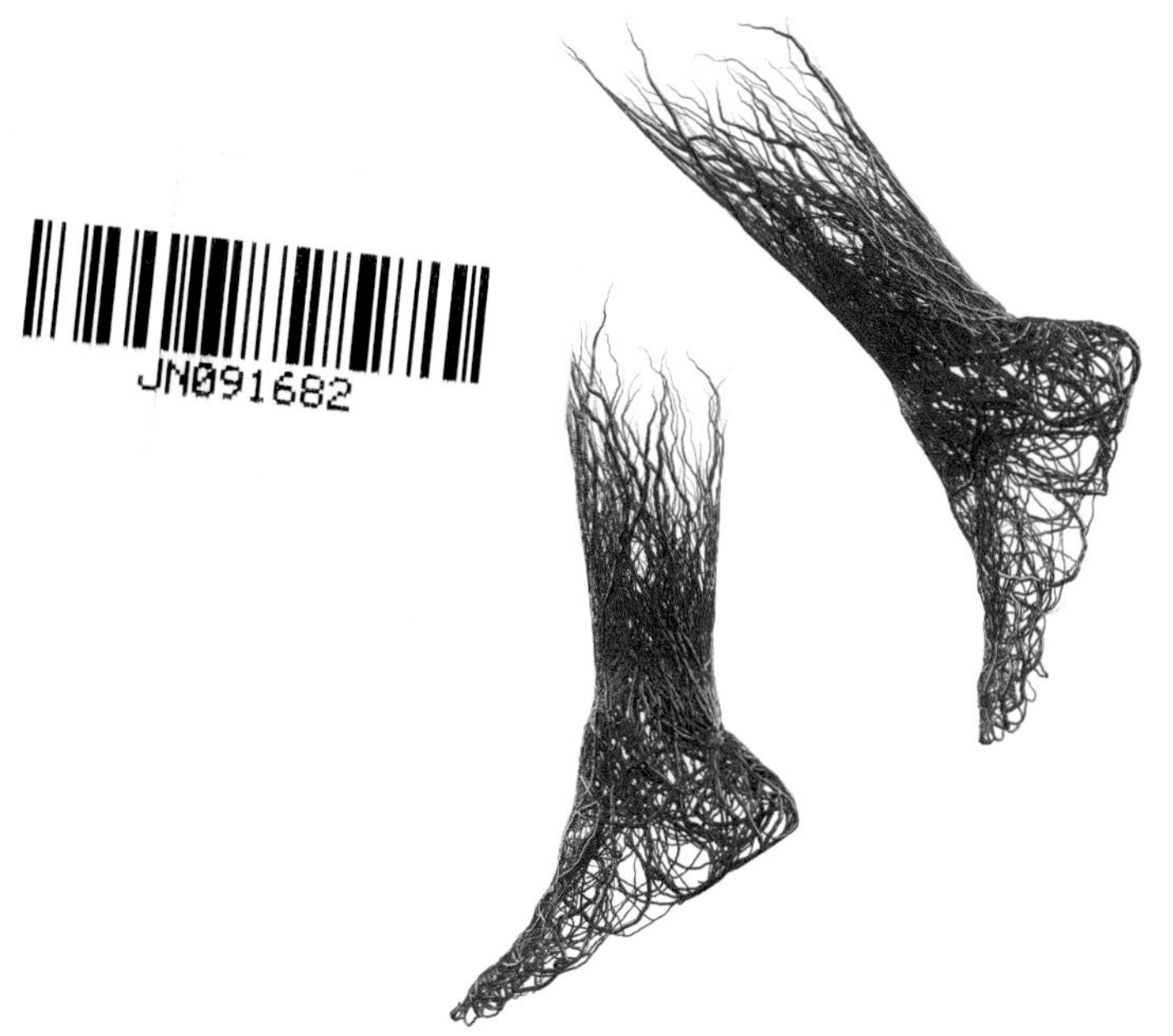

血管を強くする
循環系ストレッチ

Medical exercise to improve blood flow

米国スポーツ医学会認定運動生理学士、フィジカルトレーナー
中野ジェームズ修一

糖尿病専門医、
日本医師会認定健康スポーツ医
田畑尚吾

サンマーク出版

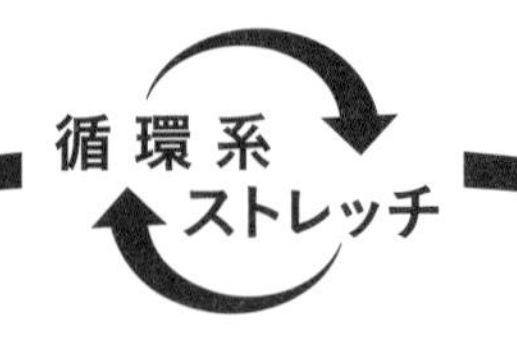

特効薬となる運動の「処方」が必要な時代に

「人生100年時代」と言われますが、長く生きられるからといって、体が衰えないとか不具合が消えてなくなるとかいうわけではありません。むしろ体のトラブルを抱えながら長く生きることになります。そうすると最も重要になるのは、自分で体をメンテナンスする知恵ではないでしょうか。

何も手を打たずにいると、待っているのは日本人の半数以上（56・8％）が亡くなっている、がん、心疾患、脳血管疾患、高血圧性疾患、糖尿病、腎疾患、肝疾患などの生活習慣病（厚生労働省「令和3年人口動態統計月報年計の概況」）です。

しかも生活習慣病には特効薬がありません。それは日々の生活が原因だからです。

生活習慣病のリスクは運動で低減できるものが多いですが、それを知ってはいても「具体的に何をすればいいのか」「やる気にならない」と考える人がいかに多いかは、私もよく知っています。そういう方々の特効薬をイメージして考案したのが『循環系ストレッチ』です。私自身も驚くほどポジティブな効果が得られたことについて、これからお話ししていきましょう。

医師も太鼓判の循環系ストレッチとは

循環系ストレッチは、生活習慣の乱れや加齢によって生じた血流の低下と血管の老化に働きかけ、体の中から健康になる運動プログラムです。その効果を検証すべく、本書の監修者である田畑尚吾医師の協力のもと、クリニックに通院する患者さんを対象にモニタリングを実施しました。

田畑医師は糖尿病専門医であり、国際オリンピック委員会（ＩＯＣ）認定のスポーツドクターでもあり、ご自身も長距離走やクロスカントリースキーを実践する市民アスリート。エクササイズにも深い知識と理解をお持ちの医師です。

そうした背景もあって２０２１年に開設したご自身のクリニックには、全国でもあまり類を見ない先進的な取り組みとしてエクササイズルームを併設し、積極的に運動療法を取り入れています。

モニタリングの結果としては、多くの方に体重・体脂肪、血圧などにおいて改善傾向が確認され、CAVI（心臓〈Cardio〉から足首〈Ankle〉までの動脈〈Vascular〉の硬さの指標〈Index〉の略）という機械を用いたところ、動脈硬化の指標となる数値に改善傾向が見られました。また、糖尿病患者のモニターからは血糖値の急激な変動を抑えられたというデータも得られ、全体にポジティブな結果が。

「医学的なエビデンスとするには継続しサンプル数も増やす必要があります」という指摘はされていたものの「循環系ストレッチには血管機能の改善効果があると考えられ、将来的に起こりうる病気の予防につながっていくでしょう」と田畑医師はおっしゃっています。

田畑尚吾
自治医科大学附属さいたま医療センター、慶應義塾大学医学部スポーツ医学総合センター、北里研究所病院などを経て、2021年、東京オリンピック・パラリンピック選手村診療所内科チーフドクターを務める。同年10月、田畑クリニックを開業、現在に至る

血管の「幹線道路」がほぐれるから巡る

運動習慣のない人やスポーツの苦手な人でも、短時間で効率よく、血流をアップさせられる。これが循環系ストレッチの最も優れた特徴です。

その効果を引き出す秘密は「動かす部位」にあります。

ＩＴ化や家電の進化などにより、私たちの日常生活からは体を動かす機会が激減しました。肩甲骨・脊柱（せきちゅう）・股関節など、本来は大きく動かせる部位の動きが小さくなったことで、それらを動かすために使われる筋肉はどんどん硬く縮むように。じつは、この3か所のそばには「幹線道路」とでも呼ぶべき大きな血管に加え、リンパも集約されています。つまり血液を効率よく循環させるなら、活躍の場が減った重要な関節を積極的に動かすことが最も効果的なのです。

関節を動かせば血流が復活し、硬く弱くなった血管や筋肉は弾力を取り戻します。

さらには、すみずみの細胞まで血液を届ける毛細血管もジワジワと広がり、酸素と栄養素がたっぷりの血液が全身を巡る。循環系ストレッチを続ければ血管の機能は向上し、こりや痛み、冷えといった悩みの解消にもつながります。

血管やリンパの集まる部位を動かす

肩甲骨・脊柱・股関節といった関節には、わきの下・首の付け根・そけい部といった血管やリンパが集約された部位が隣接しているので、動かすことで血流を増やす効果が期待できる

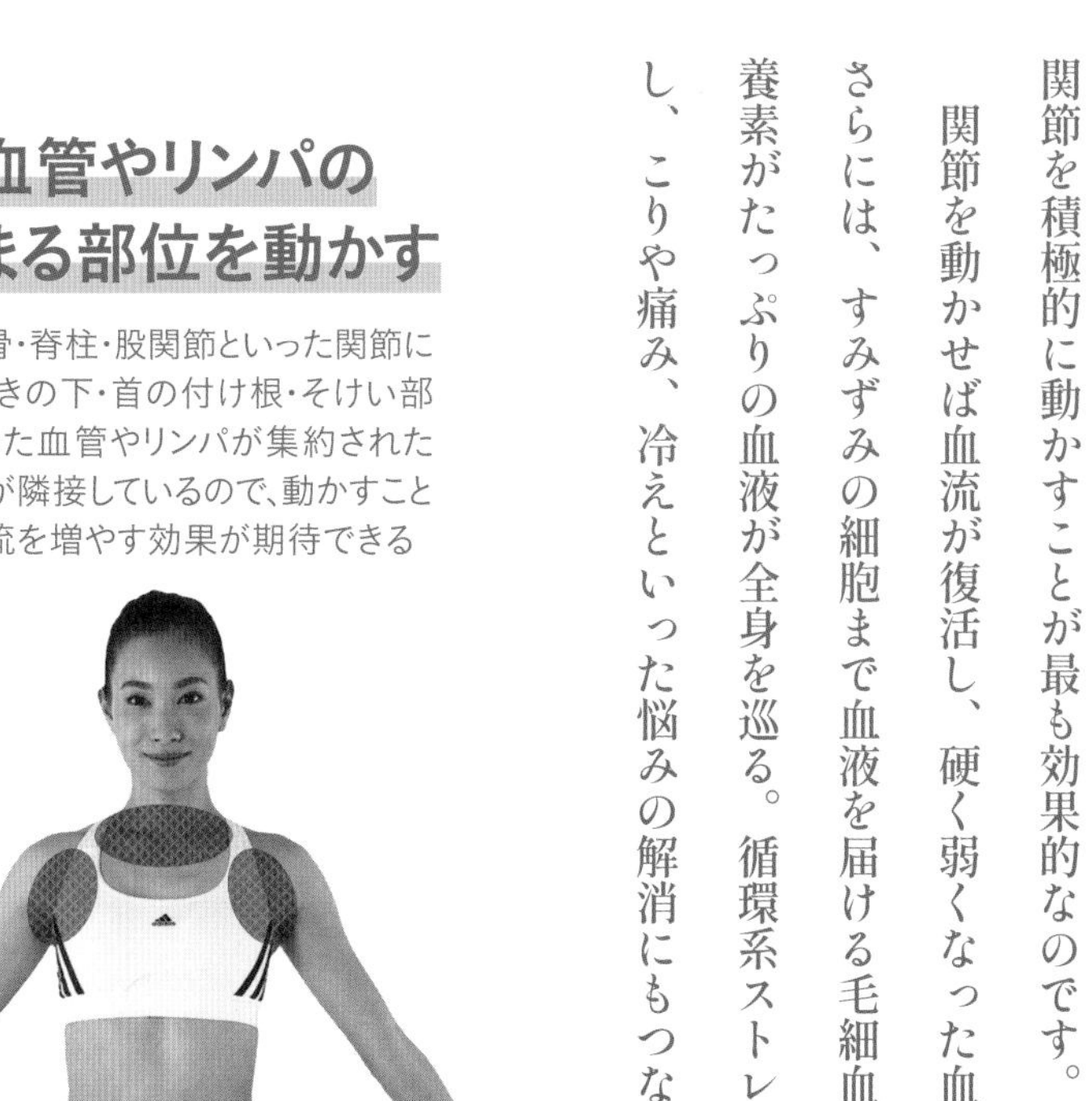

繰り返し動作が滞った循環を集中改善

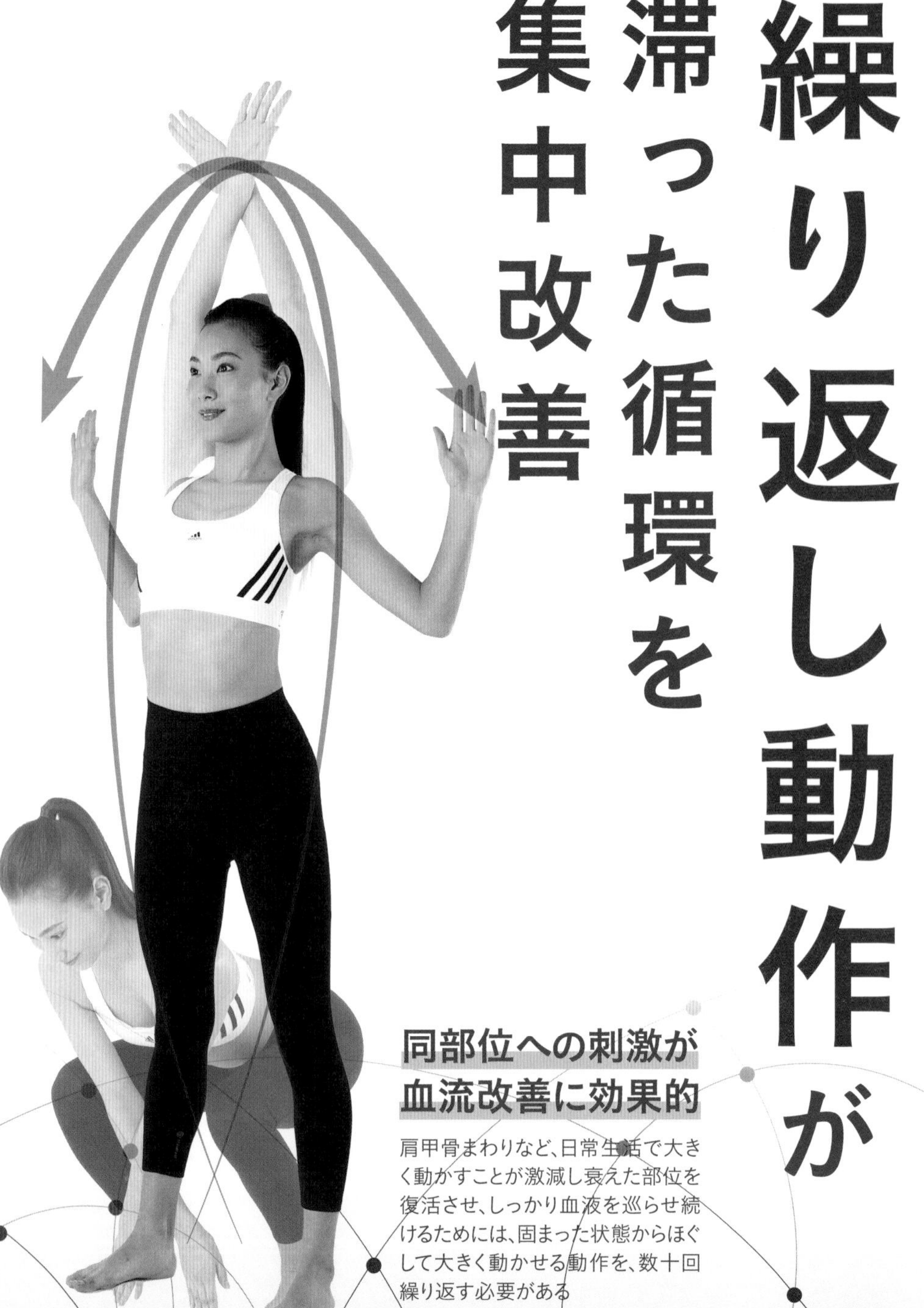

同部位への刺激が血流改善に効果的

肩甲骨まわりなど、日常生活で大きく動かすことが激減し衰えた部位を復活させ、しっかり血液を巡らせ続けるためには、固まった状態からほぐして大きく動かせる動作を、数十回繰り返す必要がある循環系ストレッチは、筋肉のポンプ作用を最大限生かして効率よく血流を増やすことを狙ったエクササイズです。体をどう動かすか、どこを動かすか、順番をどうするのがベストかを考え抜いて設計しました。たとえば小さい筋肉から始まり、だんだん大きな筋肉を動かす、頭を大きく上下させるといった一連の動作や、一つひとつの順番や行うタイミングにも意味があります。

そして大事なのが、同じ動作を何度も繰り返すことです。滞った血流を促すには、数回の刺激だけでは足りません。せっかくついた血液の勢いが止まってしまうからです。同じ動きをたくさん繰り返すと、そのぶんだけポンプ作用によってどんどん血液が押し流されるようになります。こうすることで全身の細胞にしっかりと巡るだけの豊かな血流が生まれるのです。

まずは、朝のラジオ体操代わりに循環系ストレッチを行ってみてください。すぐに汗が出るほど体が温まり、血液がよく巡る心地よさを実感できるでしょう。

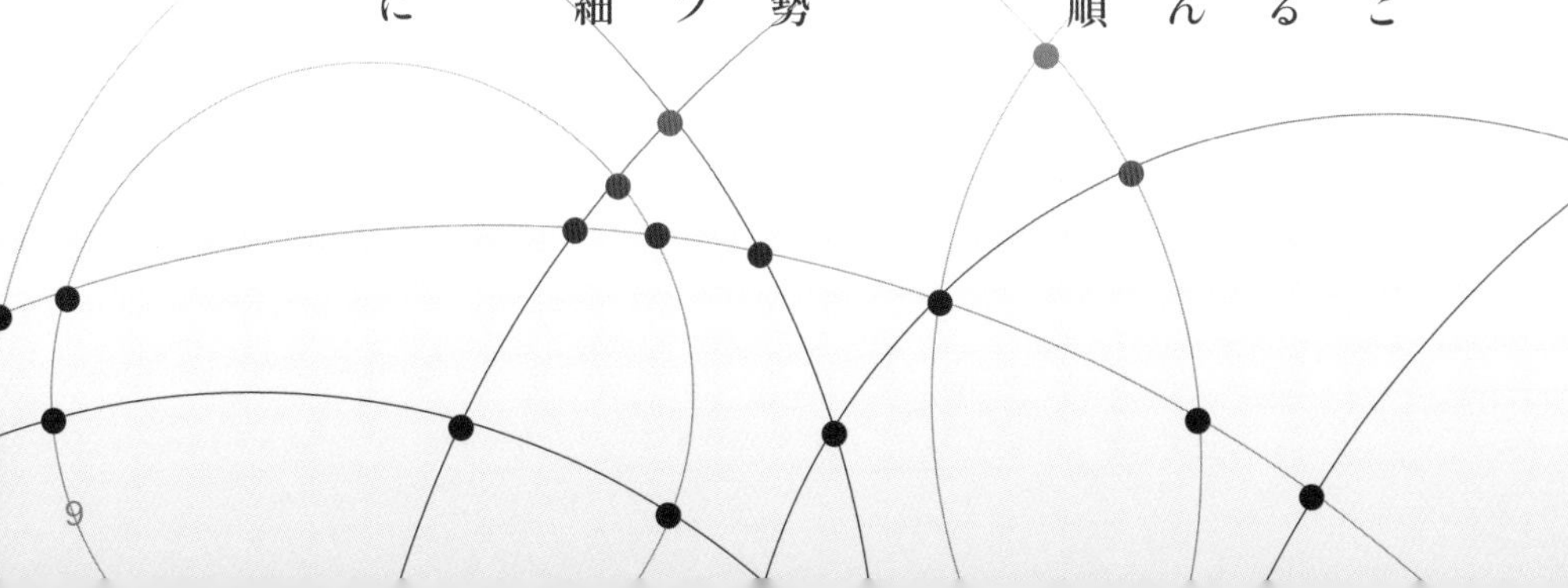

1回10分、どこでも手軽に成果が得られる

1回10分程度で、血流が改善し弱った部位が次々とよくなっていく。循環系ストレッチは、短い時間で成果を出すことにこだわりました。

糖尿病患者の運動療法の実施状況の調査によると、運動の維持、継続に必要なのは「時間」だと6割の患者が答え、また運動を実施していない患者も4割が「時間がない」ことを「やらない理由」に挙げています。

運動が体にいいことはわかっているし、やる気はある。でも日々、仕事や家庭の用事をこなすのに精いっぱいで余裕がないというのが、多くの方の悩みのようです。

その気持ちに寄り添える運動プログラムが、循環系ストレッチです。

健康的な体に導いてくれる運動は、世の中にたくさんあります。また、時間や体力に余裕のある人、体を鍛える行為そのものが好きな人なら、時間をかけて体を鍛えることもできるでしょう。しかし多くの方はそうではありません。

「効果」と「継続率」のバランスが重要

運動による効果を得るために最も大切なのは「継続」です。これまでの生活習慣をなるべく変えずに体を改善できるなら、継続率もグッと上がります。「やる気はあるけれど続かない」「運動は面倒くさい」「嫌い」という方でも、自宅で手軽に着替えをしなくてもできるのが循環系ストレッチのいいところです。

次のページからはモニターのデータを紹介しているので、ぜひご覧ください。

Medical Exercise to Improve Blood Flow

循環系ストレッチ モニターデータ ❶

血圧が下がった

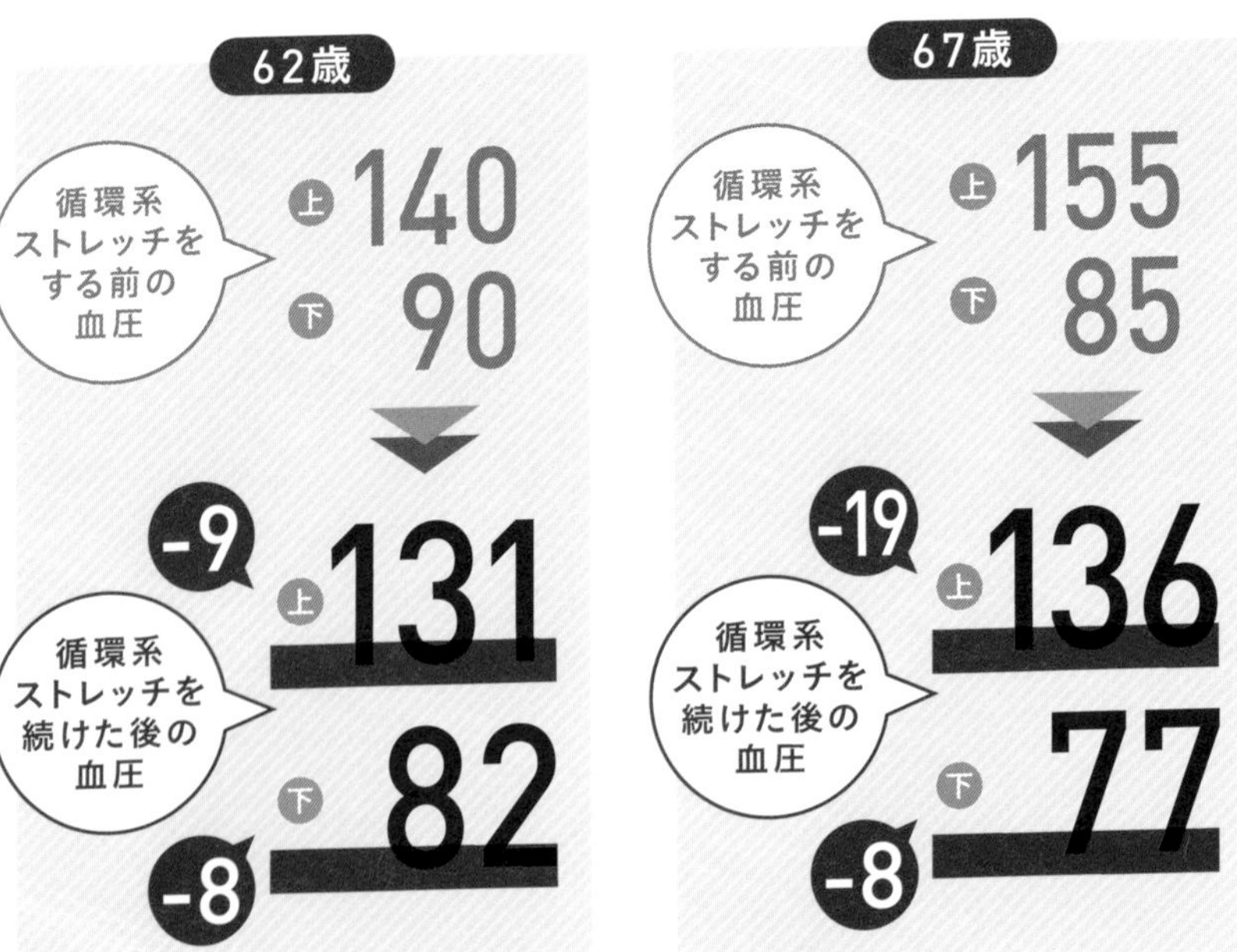

20歳以上の国民の2人に1人が該当すると言われる※高血圧。日本人に最も多い生活習慣病で、喫煙と並んで命をリスクにさらす要因とされています。

血圧は、心臓が血液を押し出す力と血管の弾力性で決まるものです。血管がしなやかで、血液がいわゆる「サラサラ」状態なら血圧は正常値に落ち着きますが、血管が硬く血液が「ドロドロ」だと血液が通りにくくなったぶんだけ血圧は高くなります。そして高血圧の状態が続くと血管の壁はますます硬くなり、動脈硬化に至ってしまうわけです。

今回、高血圧の患者さんに3か月間、循環系ストレッチを実践してもらったところ血圧の数値に改善傾向が得られました。

「一人は肥満と高血圧、もう一人は高血圧と脂質異常症で通院している患者さんです。治療の内容は変えずに3か月間実施したところ、月を追うごとに数値が改善されていきました」(田畑尚吾医師)

※厚生労働省「令和元年国民健康・栄養調査」より

Medical Exercise to Improve Blood Flow

循環系ストレッチ モニターデータ❷

血糖値の大きな変動を抑制

循環系ストレッチをしない場合の1日の血糖値変動

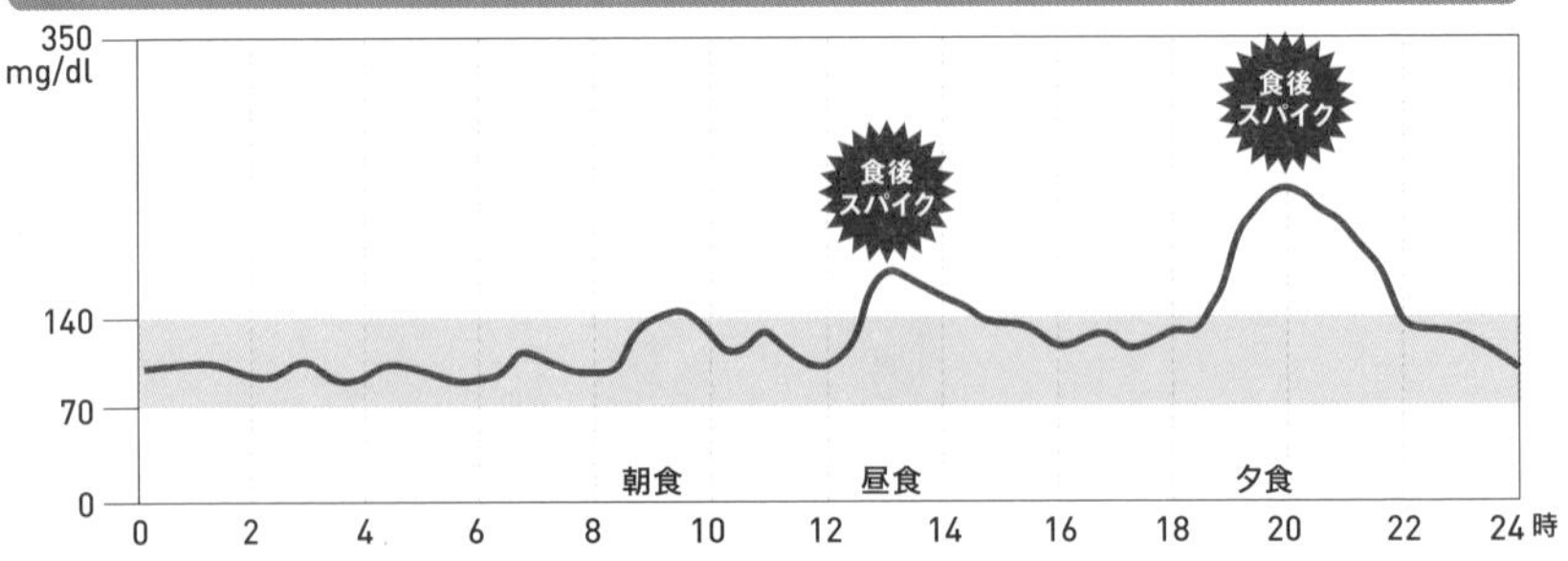

循環系ストレッチをした場合の1日の血糖値変動

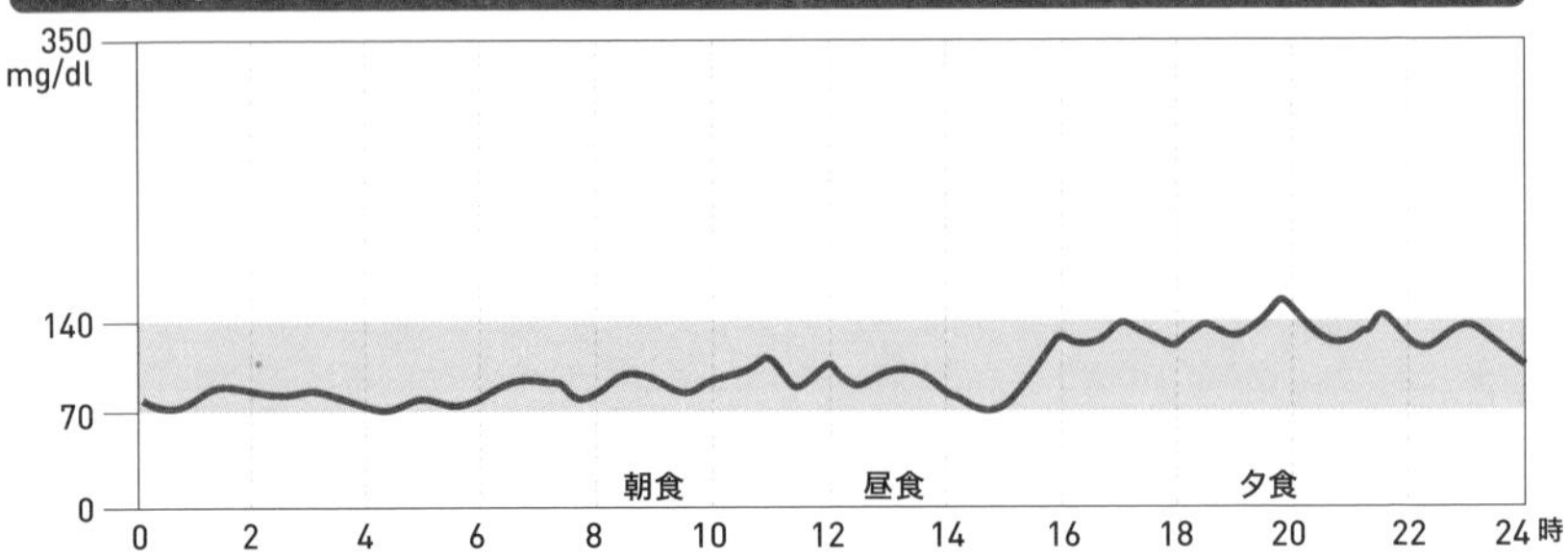

日本では糖尿病患者が急速に増加しており、糖尿病予備軍も合わせると2500万人に達すると言われています。

糖尿病は血液中のブドウ糖濃度が高くなってしまう病気で、多くの患者さんに見られるのが食後高血糖です。体が健康なら、たとえ血中にブドウ糖がドッと流れ込んだとしても、すい臓からインスリンが分泌され血糖値の上昇を抑えてくれます。しかしインスリンの分泌が減ったり働きが悪くなったりすると高血糖に。食事のたびに血糖が急上昇すると、血管は糖まみれの血液が通るごとにダメージを受けてしまいます。

クリニックに通う2型糖尿病患者に循環系ストレッチを続けてもらい、血糖値の変動を2週間24時間モニタリングしたところ、実践した日としない日とでは変動幅に明らかな差がありました。

「持続自己血糖測定器を装着して血糖値の日内変動をチェックしたところ、普段は朝、昼、晩と食後に血糖値が上がっているのに対し、当院で午前中に循環系ストレッチなどをした日は明らかに変動が抑えられていました」(田畑医師)。

Medical Exercise to Improve Blood Flow

循環系ストレッチ モニターデータ ❸

血管年齢が若返った

動脈硬化指数

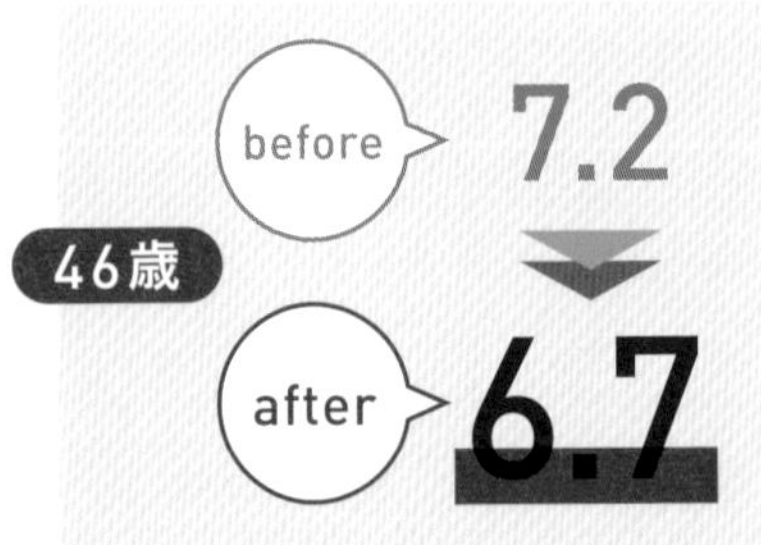

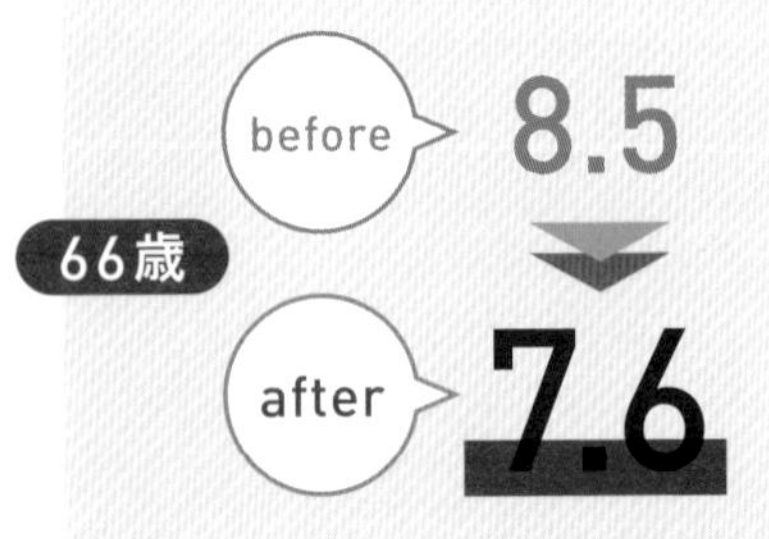

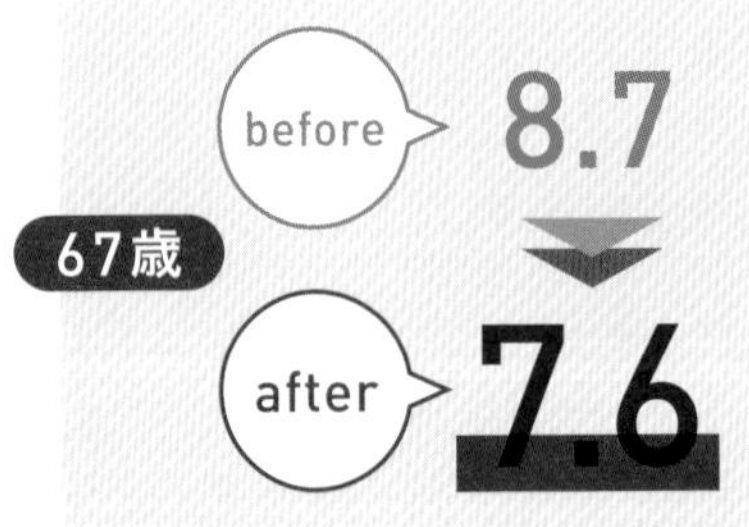

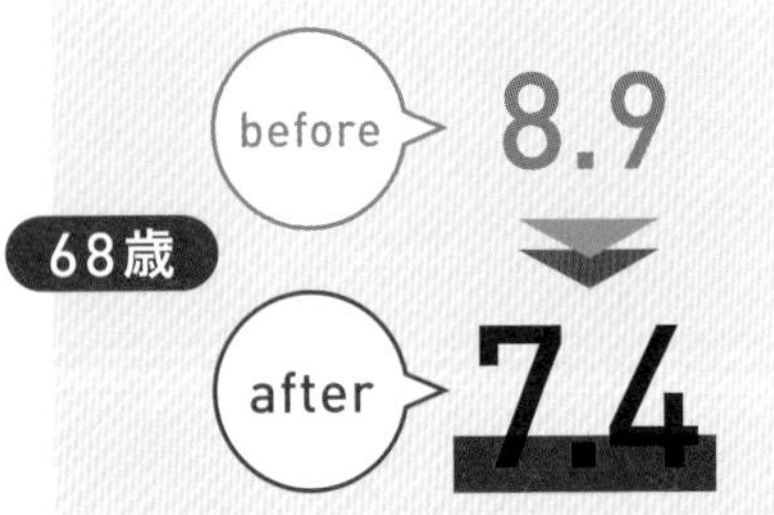

クリニックでのモニタリングで、特に多くの方に改善傾向が見られたのが動脈硬化指数でした。

血管の老化現象とも言える動脈硬化は、動脈にドロドロの血液が流れて血管の内壁が傷つき、弾力が失われた状態を指します。さらに悪化すると、血管が詰まったり破れたりする原因となる、プラークが発生するわけです。

血管は加齢によって誰もがある程度は硬くなりますが、肥満や高血圧に加え、飽和脂肪酸やトランス脂肪酸の過剰摂取・喫煙・運動不足などが重なると動脈硬化の発症につながります。重症化すると命にかかわる心筋梗塞や脳梗塞を引き起こす危険が。「メタボリックシンドロームの症状は〝ドミノ倒し〟のように一気に病気が進行するおそれがあります。そのため、なるべく初期段階で進行する流れをせき止めたい。動脈硬化指数が改善傾向にあるのは、血管の機能、特に内皮機能と血流がよくなったのでは、と考えられます。また、血圧や血糖値の数値が改善した（P12～15）ことからも未病に適した運動と言えるでしょう」（田畑医師）

Medical Exercise to Improve Blood Flow

循環系ストレッチ モニターデータ ④

体脂肪が減った

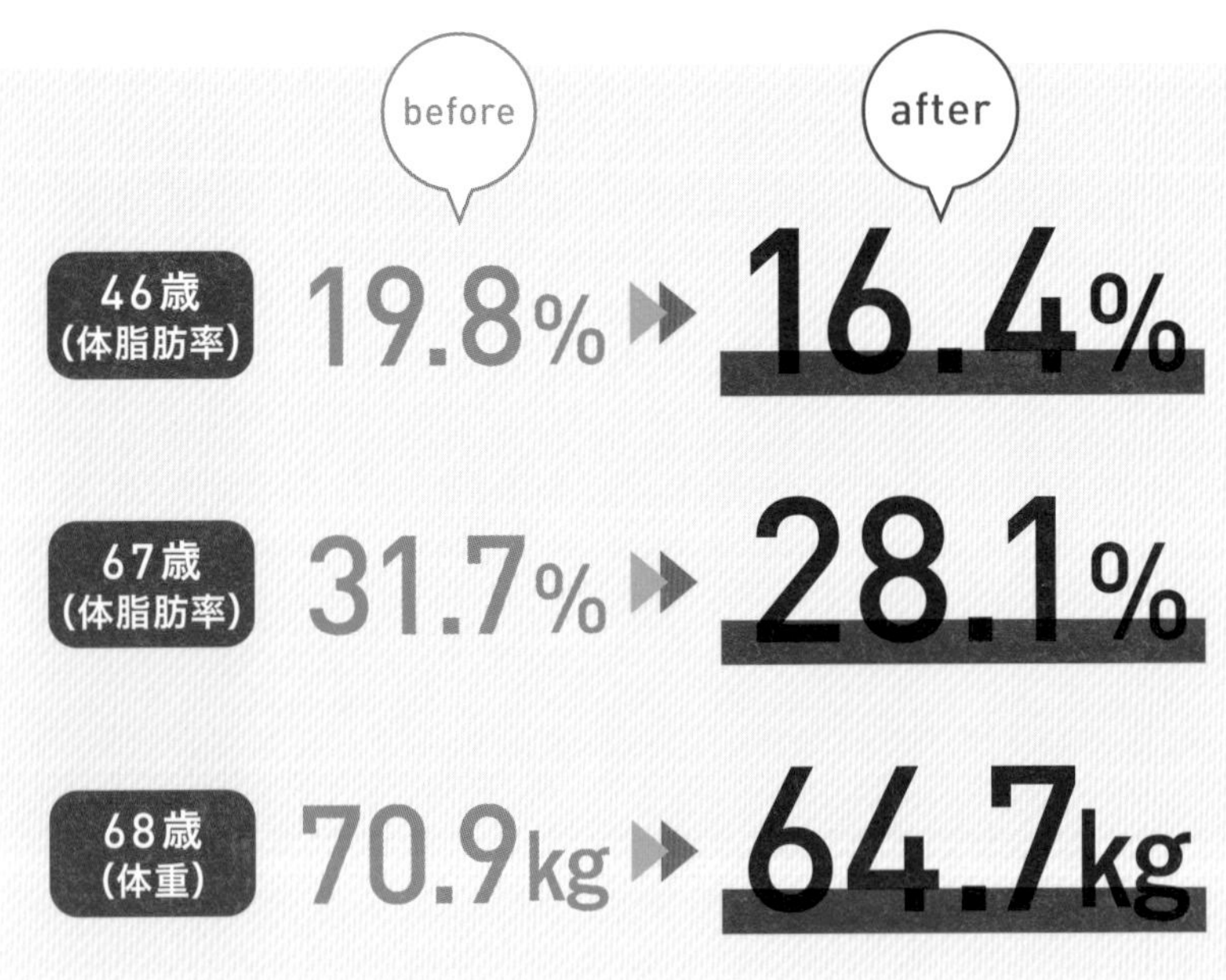

1回5〜10分でできる循環系ストレッチですが、しっかりとした体脂肪や体重の減少効果まで確認できました。

まず46歳の基礎疾患のないモニターは、1か月の実践で下肢の筋パワーが向上し全身の体脂肪が3・4％減少という結果が。67歳のモニターは、内臓脂肪が3・6％減少しました。ほかにも2型糖尿病、肥満、高血圧を抱える68歳のモニターが3か月間実践したところ、体脂肪が5・4％減少しただけでなく体重が6・2kg減。

皮下脂肪や内臓脂肪は血液ドロドロが続いた結果ということもあり、血液や血管の状態を改善する効果が期待できる循環系ストレッチには、体脂肪率を下げる効果も期待できることがわかりました。

「肥満と高血圧があり、悪玉コレステロールの数値が高かった50代男性も、3か月実施後、体脂肪がしっかり落ちて筋肉量は増加しました。もともと運動習慣のない方ほど、体脂肪減の傾向が。いずれのモニターも、治療や食事の指導は変えずに実施した結果だけに、このような変化はかなりポジティブに受け止められます」(田畑医師)

Medical Exercise to Improve Blood Flow

循環系ストレッチ モニターデータ⑤

筋肉・骨密度が増えた

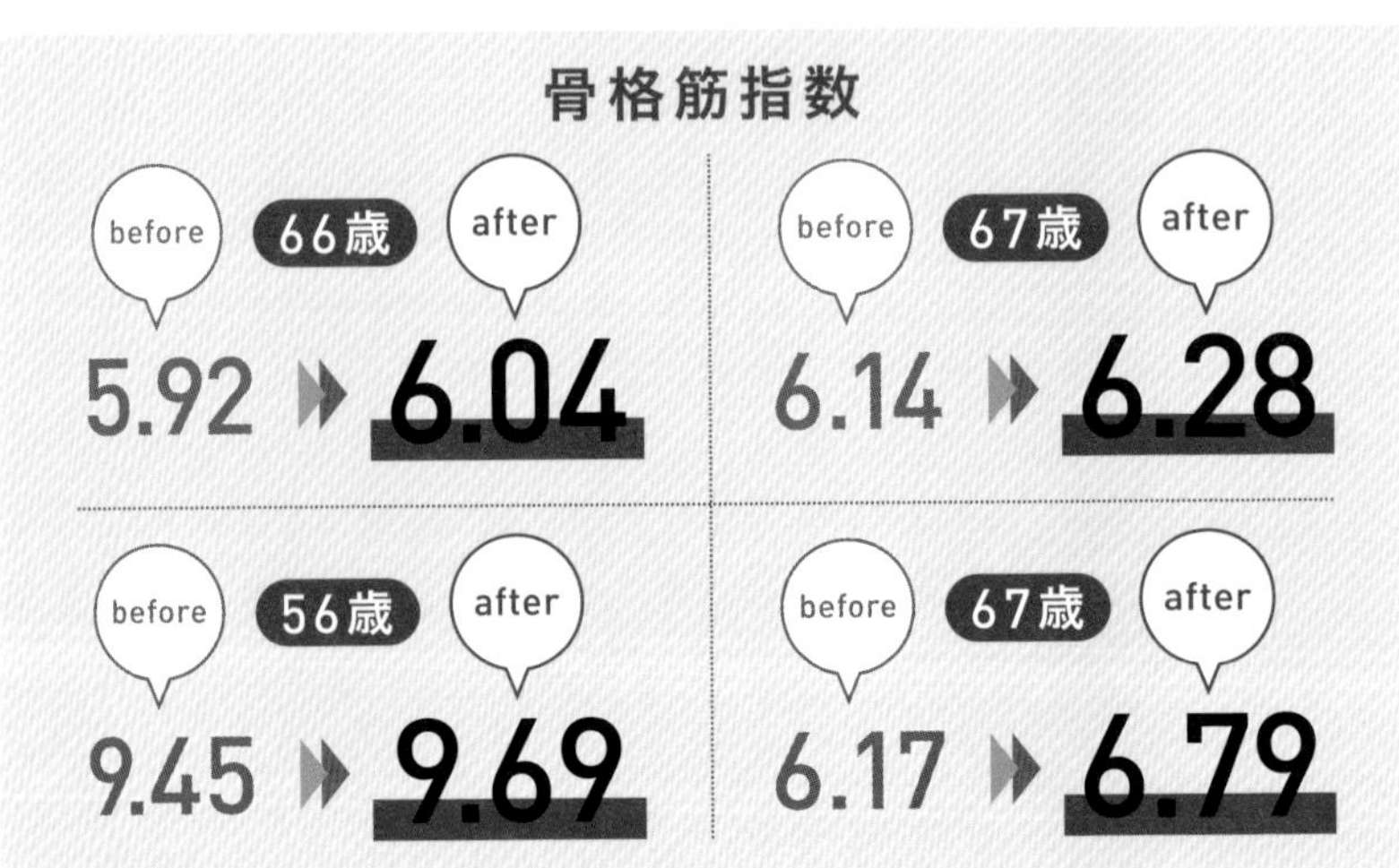

健康寿命を延ばし生活の質（ＱＯＬ）を高めるには、一生歩ける体であることが基本中の基本です。そこで気になるのが、加齢に伴う筋肉や骨密度の低下。筋肉が減ってしまうサルコペニア、ロコモ、フレイルの予防には、運動の習慣化は不可欠です。

モニタリングの結果、顕著に「運動習慣のない方ほど下肢の筋肉量や筋パワーがアップする」という変化が見られました。特に骨格筋指数が向上した67歳の女性（右ページ一覧右下）は下肢を中心に筋肉量も増加。高血圧の改善傾向も確認できました。「筋肉の量が増えるとインスリンの感受性が高まり、血糖値は低下するものです。それにより、運動直後だけでなく慢性的なインスリン抵抗性が改善するため、血糖値変動も抑制されたと考えられます」（田畑医師）

骨粗鬆症（こつそしょうしょう）とサルコペニアがある66歳の女性（右ページいちばん上）は、３か月間で骨密度の数値まで上昇しました。

「脚の筋パワーと全身の筋力の指標でもある握力が上がり、柔軟性も全体的に改善。これらも望ましい成果です」（田畑医師）

Medical Exercise to Improve Blood Flow

循環系ストレッチ モニターデータ ⑥

滝汗で劇的スッキリ

「普段は汗をかかないのに、すごく汗が出た」など、循環系ストレッチ後にモニターほぼ全員が実感したのが発汗促進効果です。そこで循環系ストレッチ前後の体温をモニタリングすると、明らかな体温上昇が。

「体を大きく動かしながら行う循環系ストレッチには、末梢循環の改善効果が期待できる有酸素運動的な要素も。冷えの緩和にも有効です」（田畑医師）

また、体温や発汗などを調整する自律神経は、交感神経と副交感神経のバランスが整うことで正常に働きます。「自律神経を整えるには、交感神経と副交感神経がメリハリよく働く生活が望ましい」（田畑医師）ので「気分がスッキリした」との感想が多い循環系ストレッチはストレスで交感神経優位が続く人にも有効です。

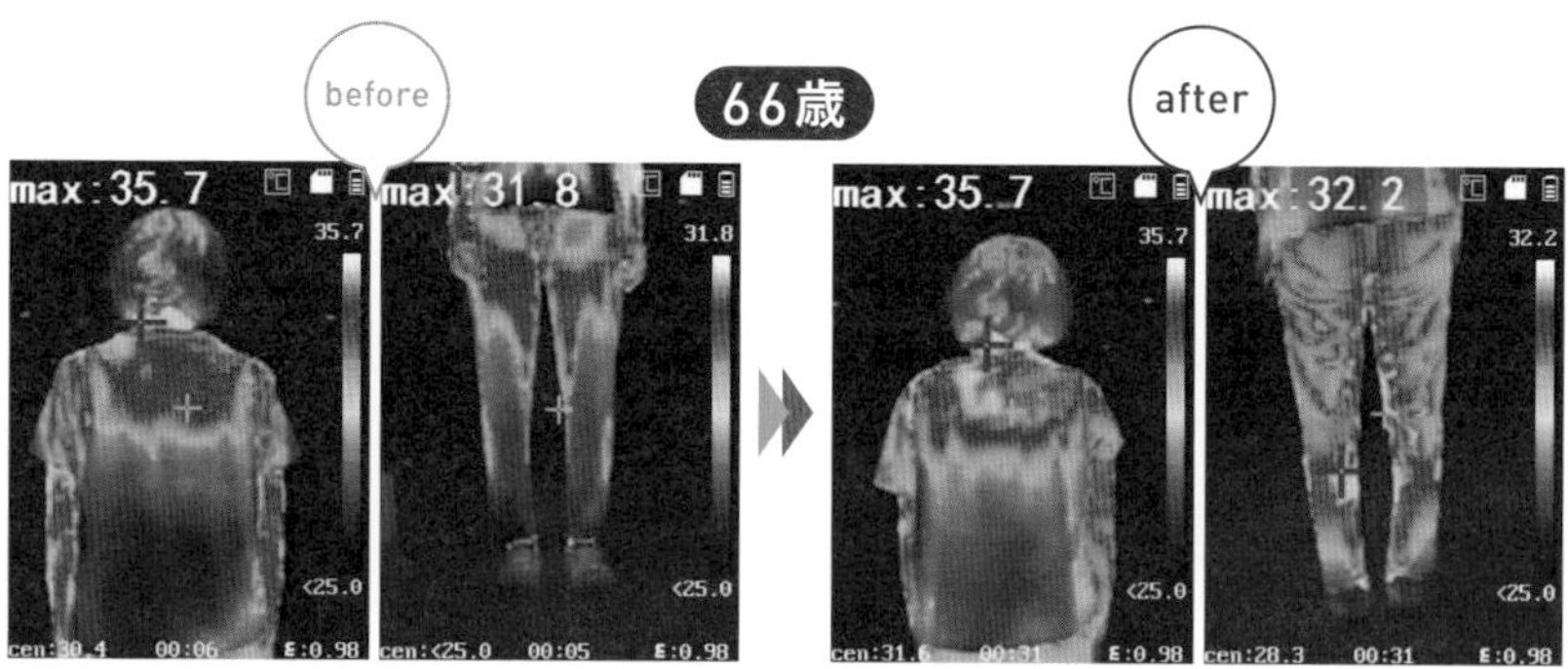

下半身全体と、普段はあまり動かす機会がないという肩甲骨周辺の温度が大きく上昇した。下半身の最大温度が上昇し、首から上の温度も上昇が見られた

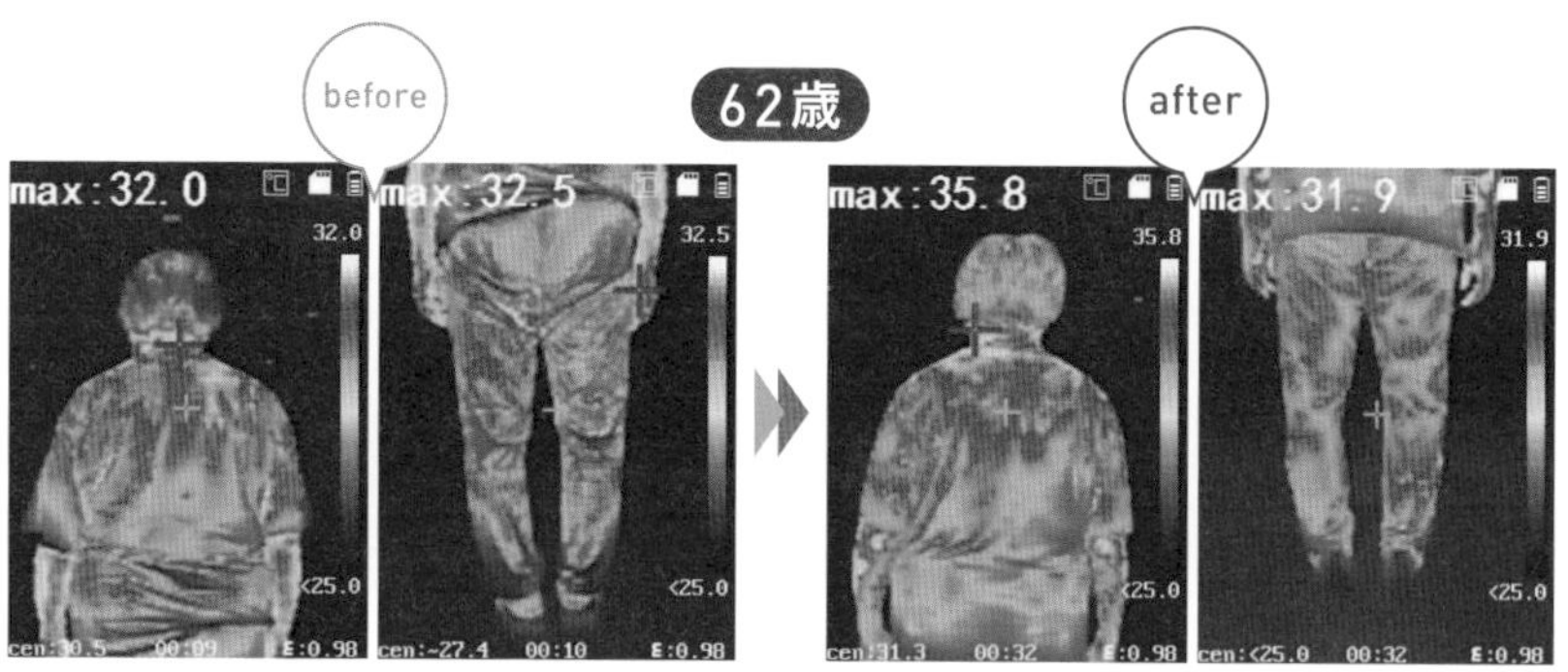

腕よりも下半身の温度が全体的に上昇した。よく動かした肩や背中の温度も上昇し、背中の最大温度は大きな上昇が見られた

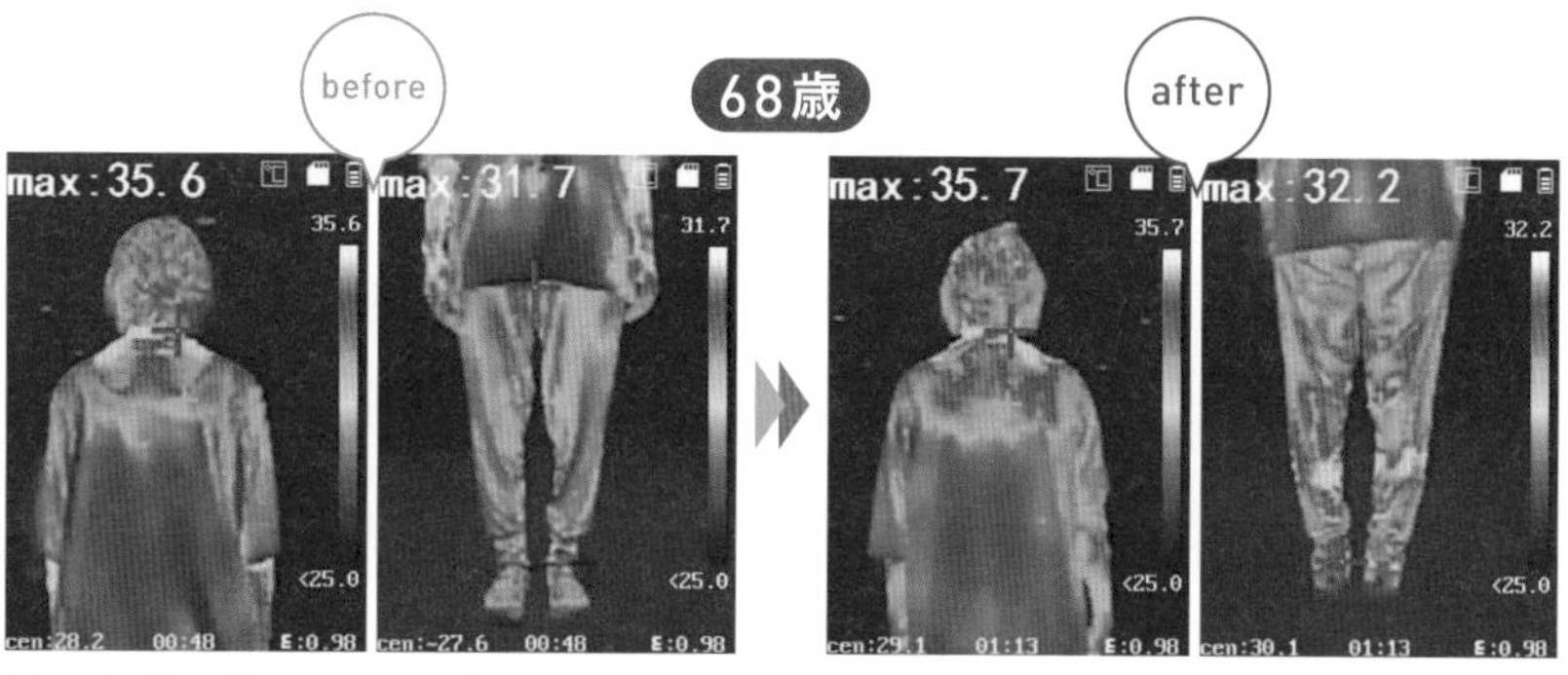

首および脚、特にふくらはぎ周辺の温度上昇が確認された。体幹をひねる動作で、お腹や腰あたりも温度が上昇。逆に手や腕は温度が下がった

Medical Exercise to Improve Blood Flow

循環系ストレッチ モニターデータ ⑦

体が やわらかくなる

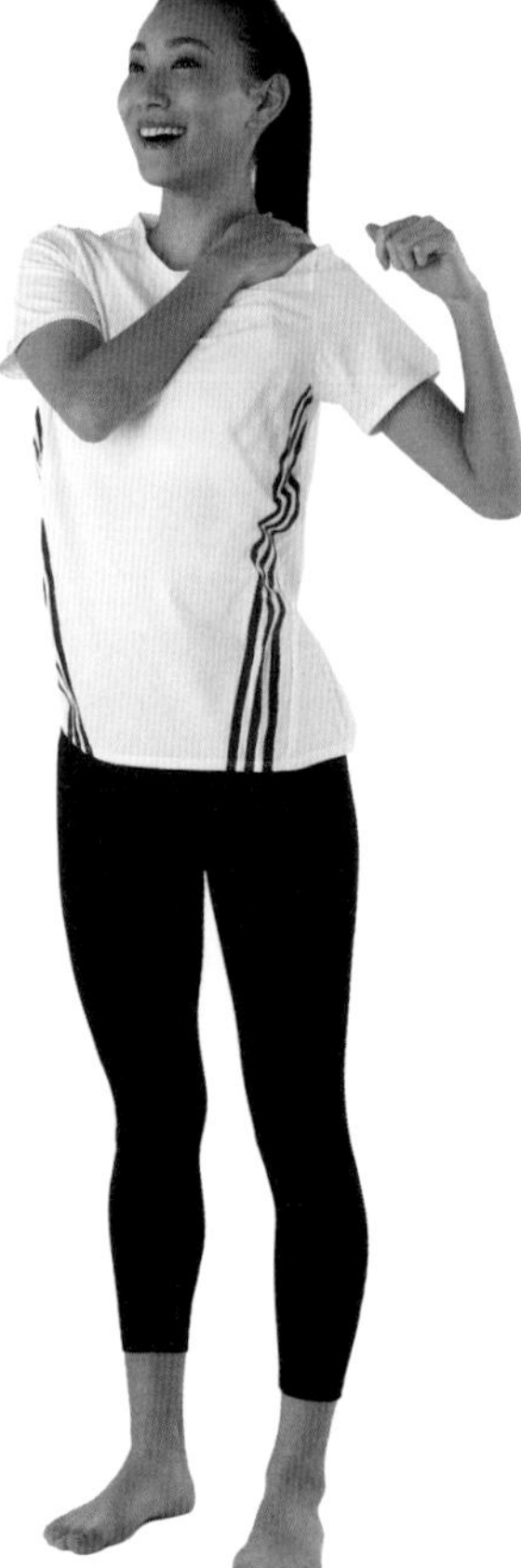

肩こりや
だるさにも
効果あり

前屈や開脚も
しやすくなった

日本人の有訴率トップといえば肩こりで、そのおもな要因の一つが筋肉の緊張による血流の悪化です。

こりや痛みの症状は血流の〝ＳＯＳ〟。筋肉は緊張すると血管を圧迫するため、血流が悪化します。血管には疲労物質などが溜まってうっ血状態に。さらに酸素や栄養素が不足し、それに危機感を覚えた脳は痛み物質を分泌する、というわけです。

循環系ストレッチで血流を促す動きを繰り返すと、酸素と栄養素が体のすみずみまで行き渡り、疲労物質は排出されます。こりや痛みはもちろん、だるさも軽減されるでしょう。

また、こりや痛みは「筋膜」で感じるものです。筋膜とは文字どおり筋肉を包む膜で、全身の筋肉とつながっています。筋膜が硬くなると筋肉も徐々に硬くなり、痛みの要因に。筋膜は温度の影響を受けて変化しやすいので、循環系ストレッチを行うと体温が上がり、拘縮（こうしゅく）した筋膜がゆるみます。つまり筋肉の抵抗性が下がるので、一時的に柔軟性がアップし、よく伸び縮みするようになるのです。

はじめに

人体は動かすことで機能するようにつくられています。適度に動かすから血液が滞りなく流れ、筋肉や骨、皮膚などの健康が保たれるのですが、動かさないとそれが困難に。そうすると体のどこかにしわ寄せがいって、生活習慣病だけでなくこりや痛みの原因にもなります。

私たちはＩＴ化やＡＩ技術の発達による便利さを享受できるようになった一方で、加速度的に体を動かさなくなり、さまざまな問題を抱えるようになりました。筋肉量の低下はその一つです。筋肉は使わないとどんどん細くなり、やがて自分の体を支えることさえままならなくなります。また、血流の低下もしかりです。血管は筋肉の中にも通っているため、体を動かさないと血流が低下し、全身に酸素や栄養素を充分に届けられなくなります。

だから血流が低下すると、体にさまざまな不調があらわれるのです。

たとえばやせにくくなる、体脂肪が増える、息切れがしたり疲れやすくなったりする……。放っておくと高血圧、高血糖、動脈硬化など、大病のリスクにつながる症状に進行するおそれもあります。

こうした「健康ではないが病気でもない」状態は、薬の力では解決できないケースがほとんどです。たとえば、健康診断の数値が悪かったり、慢性的な体調不良や痛みを抱えたりして病院に駆け込んだものの、医師からは「普段から運動をしましょう」と言われてしまう。そんな経験をした方も多いと思います。

私が30年以上携わっているフィジカルトレーナーという仕事の内容は多岐にわたりますが、それはクライアントさんの希望に合わせて、今の体をよりよい状態へと導いているからです。

私たちが運営するパーソナルジムには10代の学生から、主婦、ビジネスパーソン、トップアスリート、そして余生を楽しむ方と、さまざまな方が訪れます。

ジムに通うイコール運動好きというイメージがあるかもしれませんが、じつはそういう方はひと握りです。「やせたい」「健康になりたい」「運動不足だから何とかしたい」、だけど「自分では続けられない」と悩む人が、とても多いのです。

私事ですが、私の母も「何をすれば体がよくなるのかしら」と、しょっちゅう訊ねてきます。「腰が痛い」「ひざが痛い」「ふくらはぎがつる」など、頻発する「ちょっとした痛みや不調」を訴えてくるので、私もあれをやればこれをやってみればと都度、最適なものを提案してきました。ところが「時間がない」「簡単にできるものがいい」と、さらなる注文を突きつけてきます。

せめて歩くくらいはしてほしいのですが、車社会の田舎暮らし。やはり「面倒よ」「忙しい」と言って、車でピュッと移動するという調子です。

「とにかく、短時間でいちばん効くものを知りたい」

これは母だけでなく、クライアントさんやメディアからも最も多く受ける要望です。

私のところに相談や取材に来る方は誰しも、運動が体にいいことはわかっているし、自分に必要ということも理解しています。でも慣れない運動をたくさんこなすのはしんどいし、おっくうに感じてしまう。「やる気はあっても時間がない」という人も多いでしょう。

もちろんトレーナーとしては、ストレッチも筋力トレーニングも全部やって体をよくしてほしいのですが、すべてをこなそうとするとかなり時間がかかります。しかも一度や二度、たくさん運動をしたり、いい食事をしたりするだけでは体は変わりません。習慣化が必要です。

となると運動するという一歩を踏み出せない、運動習慣が続かない人は、完璧な運動メニューよりも、短時間でもコツコツ続けられる運動のほうが間違いなく効果があります。

「とにかく短時間でいちばん効くものを知りたい」という声は、運動をしたくても続けられない人の切なる願いです。それを真摯に受け止めて生まれたのが『循環系ストレッチ』です。

「循環系」とは、血液をよく巡らせることを意味します。このストレッチは、関節をダイナミックに動かす「動的ストレッチ」です。循環系ストレッチはさらに、動かす順番や部位を工夫することで自動的に、座りすぎや動かなすぎで滞った血液を短時間で全身くまなく巡らせる構成にしました。

じつは血液の80％は、筋肉を動かすことでしかうまく流れない静脈と毛細血管にあります。だから血流を促すことはとても重要で、血流が滞りがちな現代人の体に多くのポジティブな変化をもたらす可能性を秘めているのです。それを証明するために、田畑尚吾医師のクリニックで循環系ストレッチを40代〜60代の患者さんに行っていただき変化をモニタリングしました。その結果、何らかの病気や体調不良を抱える方の「弱っている」部分によい影響を及ぼしている可能性が、数値にもしっかりとあらわれています。なかには、私が想定していた以上の結果が出た項目もあり、驚きとともに、たいへんうれしく感じました。

循環系ストレッチは1回10分ほどでできます。また、年齢や体力に合わせて強度を調節できるので、30代でも80代でも、体に痛みのある人も実践可能。もちろん、すべて動画で動作確認できるようになっているので今すぐ始められます。

病気になれば医師が薬を処方するように、私たちフィジカルトレーナーはその人にとっての最適な運動を処方するプロです。

その運動のプロが自信を持って提案する、この循環系ストレッチ。健康を維持したい、日々の生活を快適に送りたいという方、ぜひお試しください。

contents

chapter
1
やってみよう！循環系ストレッチ

contents

chapter
2
なぜ循環系ストレッチを処方したいのか

chapter
3
血流の悪い体は血管が弱り疾病リスク大

staff

装丁
井上新八

本文デザイン
野口佳大

執筆協力
長島恭子

DTP
髙本和希（有限会社天龍社）

撮影
金田邦男

モデル
横川莉那（Space Craft）

ヘアメイク
梅沢優子

衣装協力
アディダス ジャパン
アディダスグループ
お客様窓口 0120-810-654

校正
株式会社ぷれす

編集
小元慎吾（サンマーク出版）

introduction

chapter 1

やってみよう！循環系ストレッチ

Medical Exercise to Improve Blood Flow

chapter 2

chapter 3

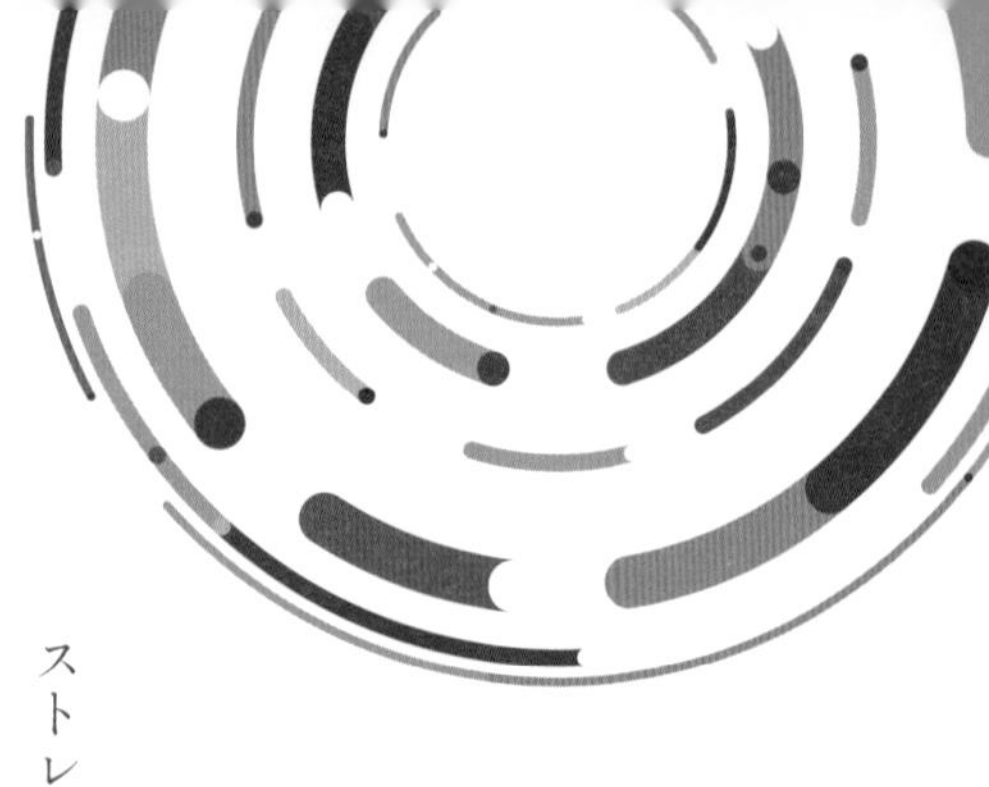

体の硬い人も
ラクに気持ちよくできる
循環系ストレッチ

ストレッチと聞くと「無理に伸ばされるのがキツい」「拷問だ！」などと思う方もいらっしゃるかもしれません。それは、おそらく反動を使わずに筋肉をじっくり伸ばす「静的ストレッチ」だと思います。

ご安心ください。『循環系ストレッチ』は、硬くなった筋肉を無理に引っ張るようなことはしません。少しずつ体の動きを大きくすることで、普段あまり可動していない筋肉や関節まで、無理なく効率的に動かしていくエクササイズです。動きながら、体が勝手に伸びて柔軟性が上がるストレッチ、とお考えください。

循環系ストレッチの特徴は、血液の巡りがよくなって体がしっかり温まる点にあります。温度が上がると筋肉を覆う筋膜の抵抗性もどんどん下がり、どんなに体の硬い人でも、自然に大きくスムーズに動けるようになっていきます。動作の順番にも工夫を凝らし、体の硬い人も最短で全身の血流を促せる構成にしました。

効果の最大化を狙うなら、紹介する順番どおりに行うのがベストです。最初は循環系ストレッチ①だけ、慣れてきたら②、③と続けてみてください。冷えやすい指先や足先はもちろん、血行が悪くなりがちな部位の血流も断然よくなります。多くの実践者から「スッキリ爽快になる」という感想をいただいた、新しいストレッチです。

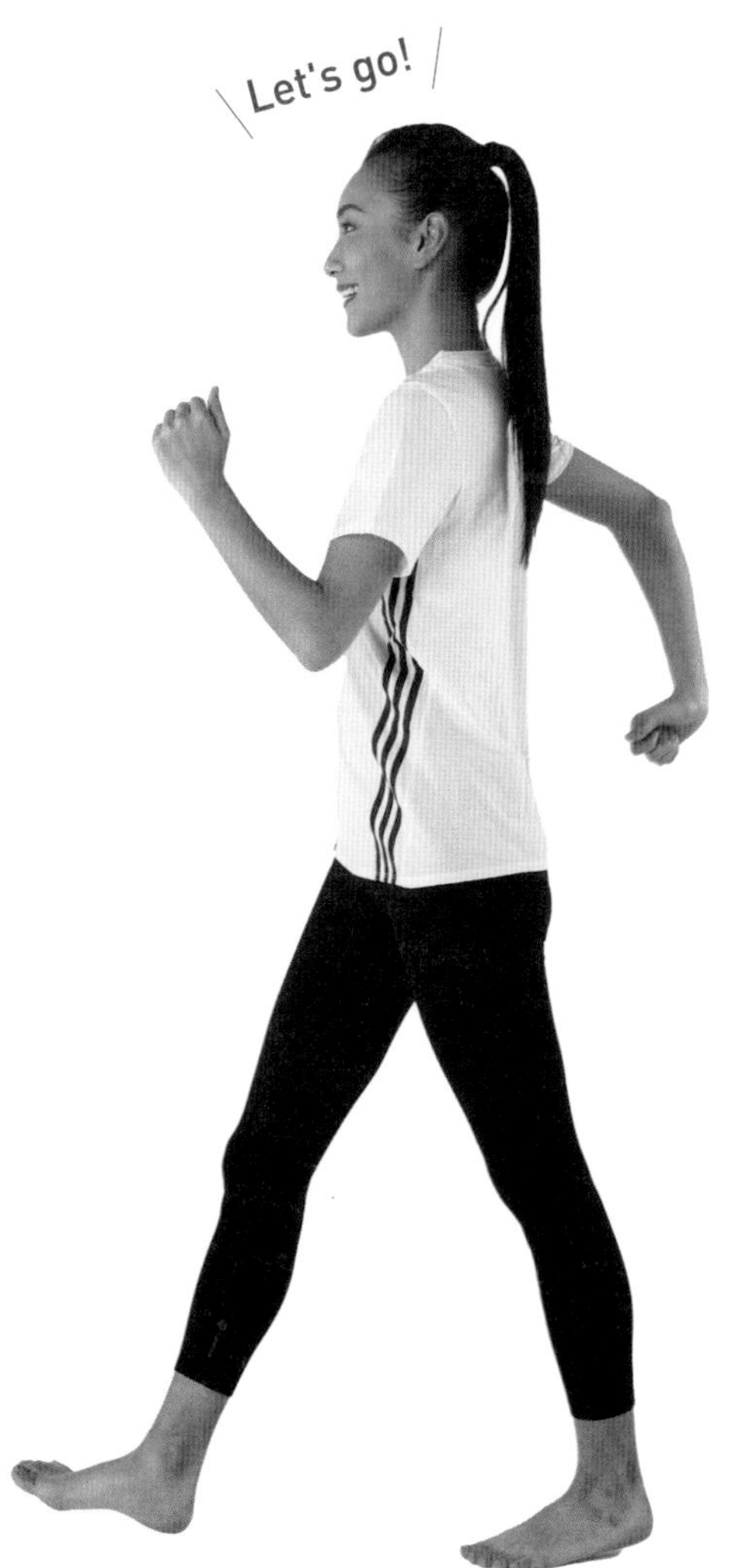

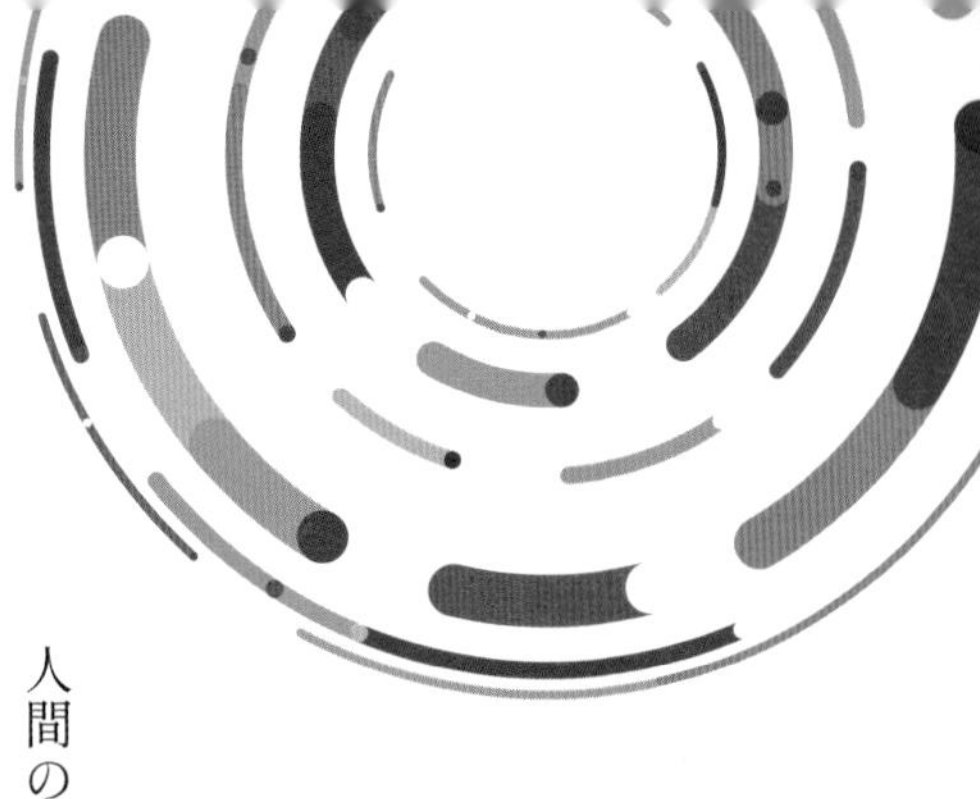

最速で全身の血流がよくなる秘密❶

動きが激減した部位を狙っている

人間の体は、走ったり物を投げたりするような「大きな動き」を繰り返せる構造になっています。しかし生活が便利になるにつれ「大きな動き」は必要なくなり、さらにＩＴ化やテレワークの浸透によって体を動かすこと自体が激減しました。

この変化が私たちの体を蝕(むしば)んでいるのです。

体を動かさないと血流を上げる機会が減り、余った糖や脂質が血中に残って血管という体のインフラが傷みます。生活習慣病の多くは血管が硬くもろくなることで起き、その行き着く先が心疾患や脳血管疾患、腎不全などによる突然死です。

エクササイズで「大きな動き」を実現するには、大きな関節である①肩甲骨を含む「肩関節」、②背骨で構成される「椎間関節」、③骨盤と大腿骨の「股関節」をよく動かす構成が必要となります。

普段よく使う手先・足先より肩甲骨・脊柱・股関節を動かしたほうが、血液を押し流す筋肉のポンプ作用は圧倒的に効率よく働くからです。こうして血流がよくなり、糖や脂質の消費が増えれば、血管はしなやかになって健康維持に大いに役立ちます。

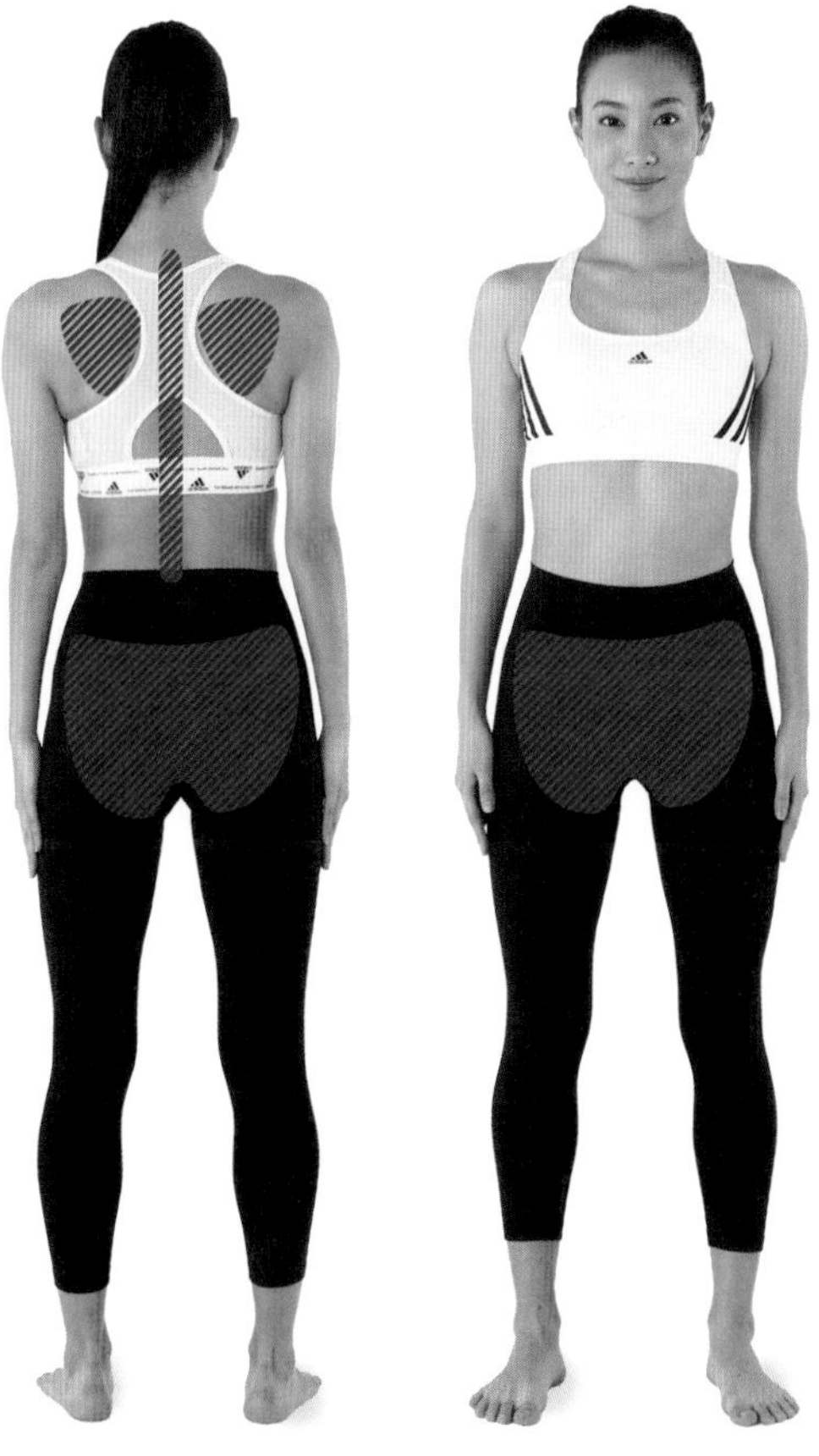

動かない
肩甲骨・脊柱・股関節

私たちの胴体、いわゆる体幹部は前に屈めるし後ろにも反らせる、左右に曲げたりねじったりすることも可能な、よく動く構造になっている。しかし現代人の多くは、ぬいぐるみや人形のように胴体がうまく動かなくなっている

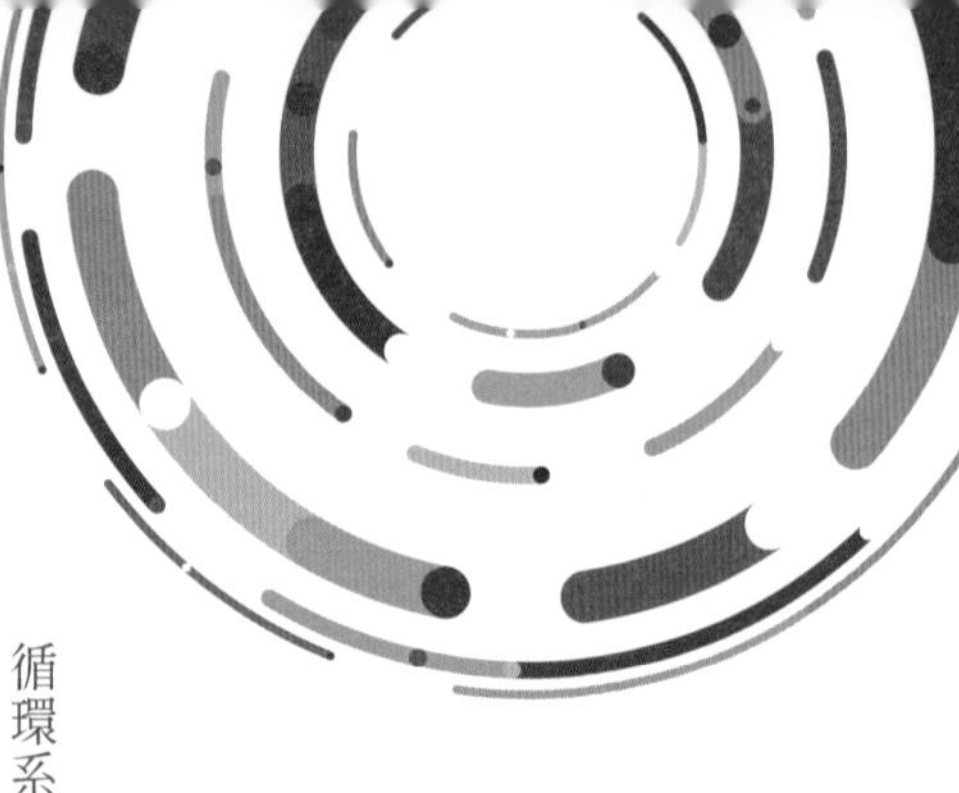

最速で全身の血流がよくなる秘密❷

血管の集まる部位をしっかりほぐす

循環系ストレッチのもう一つの狙いは、血管の集まる部位を動かすことです。心臓から拍出された血液は、まず太い血管（動脈）を大量に流れ、そこから枝分かれして、体の末梢まで少しずつ血液を届けてくれる毛細血管へと広がっていきます。動脈は、道にたとえると幹線道路です。車線も行き交う車も多い幹線道路が渋滞すると、枝分かれする小路に入る車も減ります。血管も同じで、大きな動脈の流れが滞ると毛細血管への流れも滞り、結果、全身の血流が低下するわけです。

循環系ストレッチでは、この低下した血流を復活させるために、幹線道路となる動脈が集まる部位に注目しました。首の付け根、肩まわり、わきの下や胸の前、そけい部などは大きな動脈の通り道で、多くの血管が集まります。そこを積極的に動かすと血管まわりの筋肉がほぐれ、滞っていた血液を押し流してくれるのです。

ゲートが開いたかのように動脈の流れがよくなると、枝分かれした毛細血管にも血液がしっかり届きます。そうすると毛細血管は網目状にどんどん広がり、体のすみずみまで血液が巡るようになるのです。

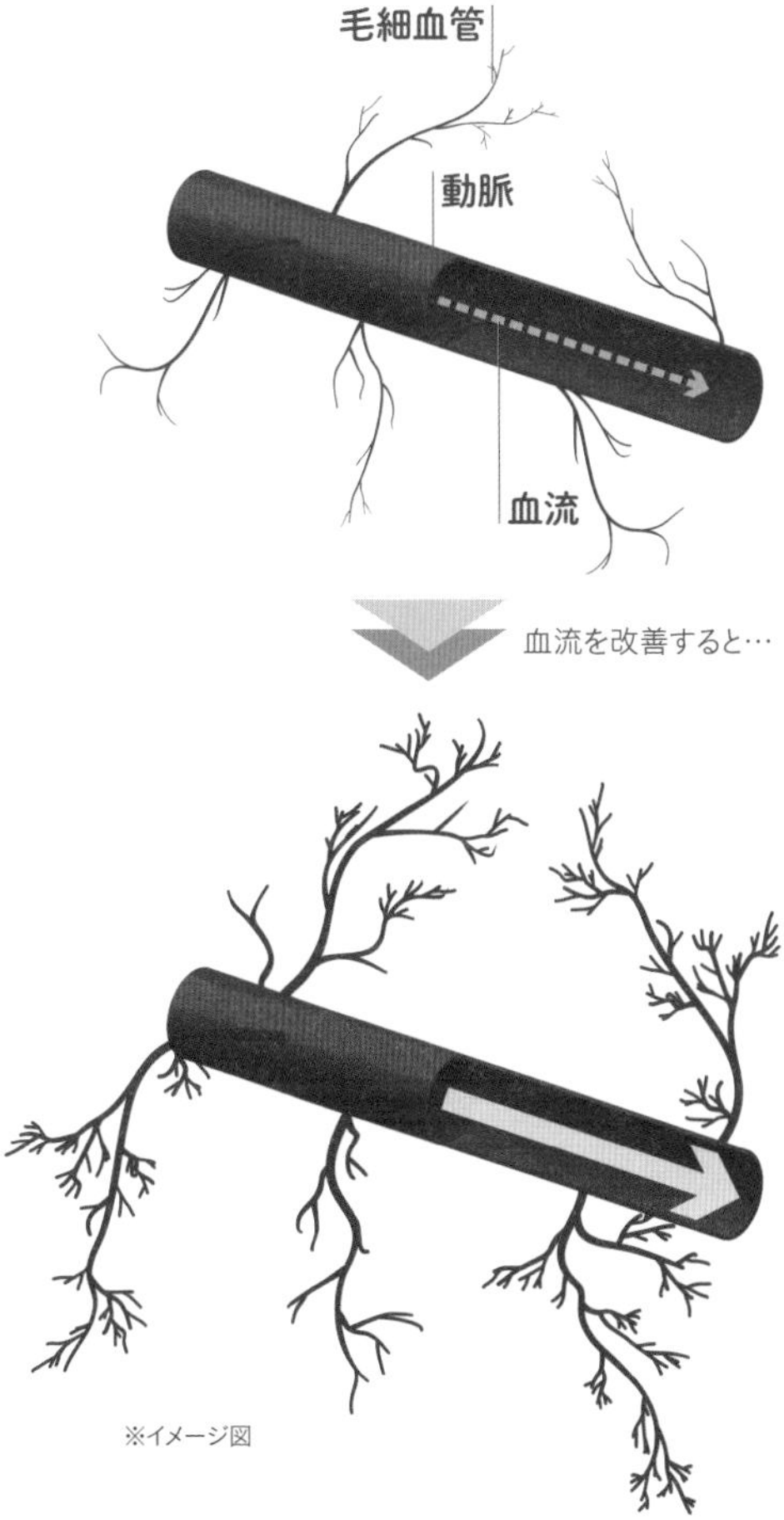

毛細血管
動脈
血流
血流を改善すると…

※イメージ図

動脈の血流がいいと毛細血管も広がりやすい

動脈まわりの筋肉をよく動かすことで、血液を押し出す動き（ミルキングアクション）が増える。すると、そこから網目のように広がる毛細血管にも豊かな血流が。動脈の血流が悪いと毛細血管に届く血流も低下し、末梢までしっかり血液が届かない

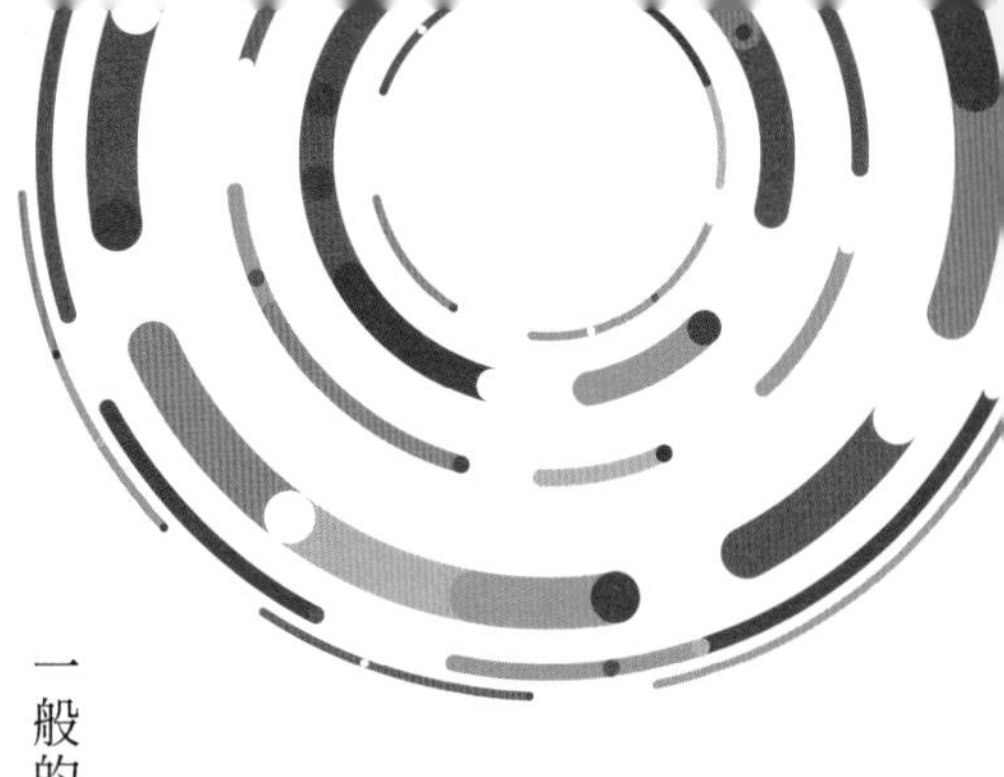

最速で全身の血流がよくなる秘密❸

同じ動きをしっかり繰り返す

一般的なストレッチや体操では同じ動作を行うのは数回程度ですが、循環系ストレッチでは同じような動作を数十回は繰り返します。

じつはこれも、優れた効果を生む秘密の一つです。

多くのエクササイズで同じ動作をたくさん繰り返さないのは、運動の苦手な人に飽きずに実践してもらいたいからでしょう。私がめざしたのは、最低限の時間で最低限の回数を実践するだけで、ある意味「薬よりも体に効く」エクササイズです。

循環系ストレッチで狙うのは「動きが激減した部位」「血管の集中する部位」で、そこの血流を短時間で増やすには、同じような動作を続けて、血管まわりの筋肉の緊張・弛緩を繰り返す以外ありません。血流を抑える（緊張）ことで血液を集め、そこから一気に流す（弛緩）ポンプ作用により、滞っていた血流に勢いがつくからです。そうすると体が温まって筋肉を包む筋膜もやわらかくなり、筋肉はさらに伸び縮みしやすくなります。だから循環系ストレッチは、短時間で血流も柔軟性も上がるのです。

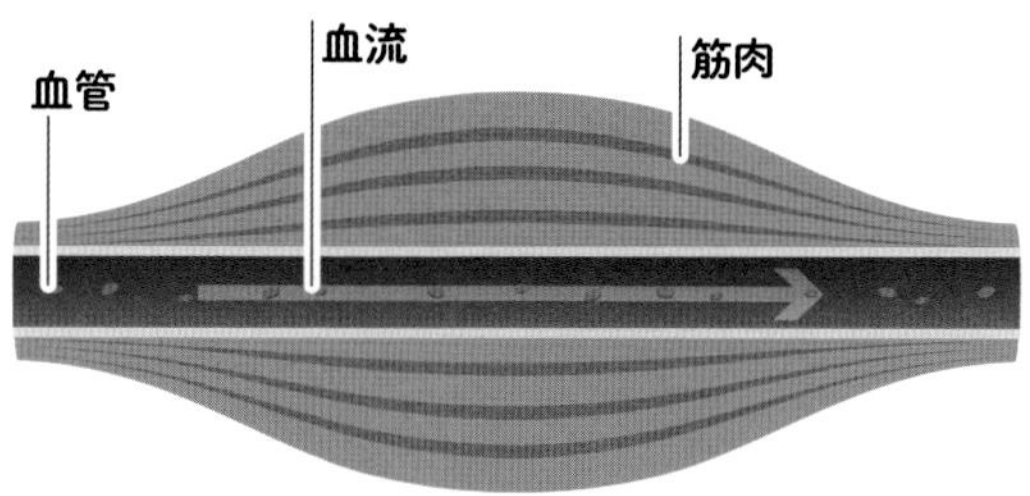

毛細血管の多くは筋肉を通っている。心臓が拍動することで、筋肉を動かしていないときも一定の血流を保てている

筋肉が縮むと

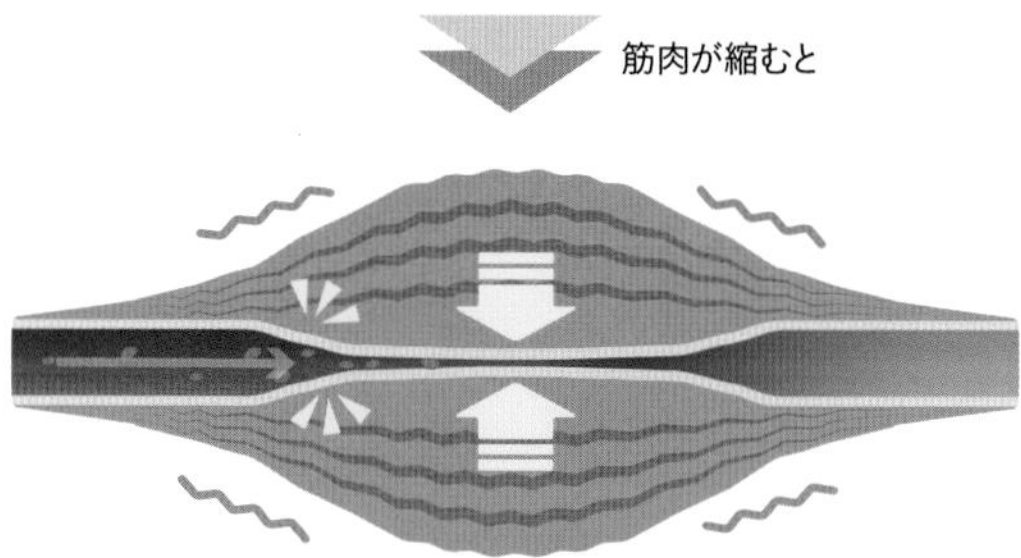

筋肉のある部位を動かすと、筋肉は縮んで緊張する。そうすると一時的に血流がせき止められる

筋肉がゆるむと

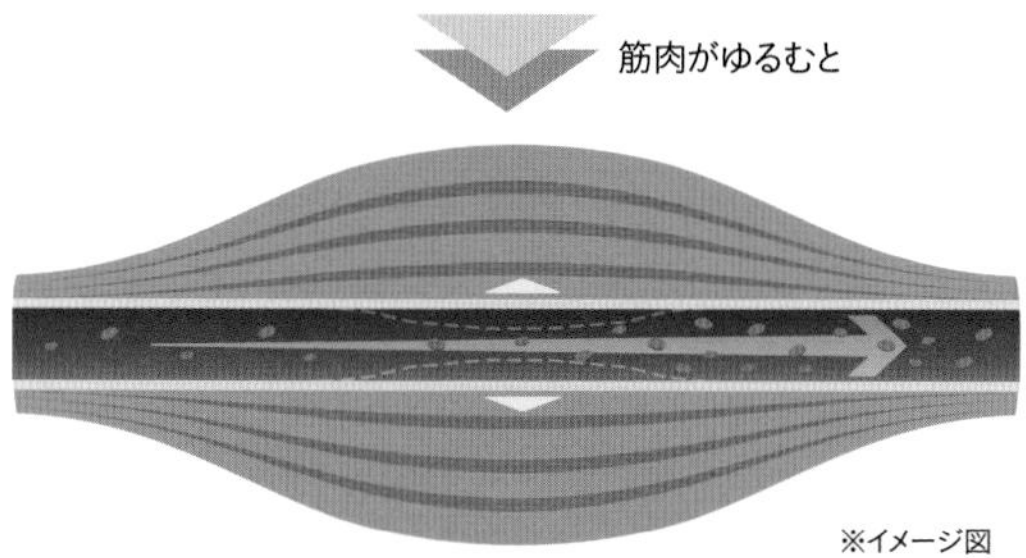

※イメージ図

ミルキングアクションで勢いよく血液が巡る

筋肉がゆるむとせき止められていた血液が解放されて血流がアップ。この「縮む」「ゆるむ」の繰り返しをミルキングアクションと呼ぶ

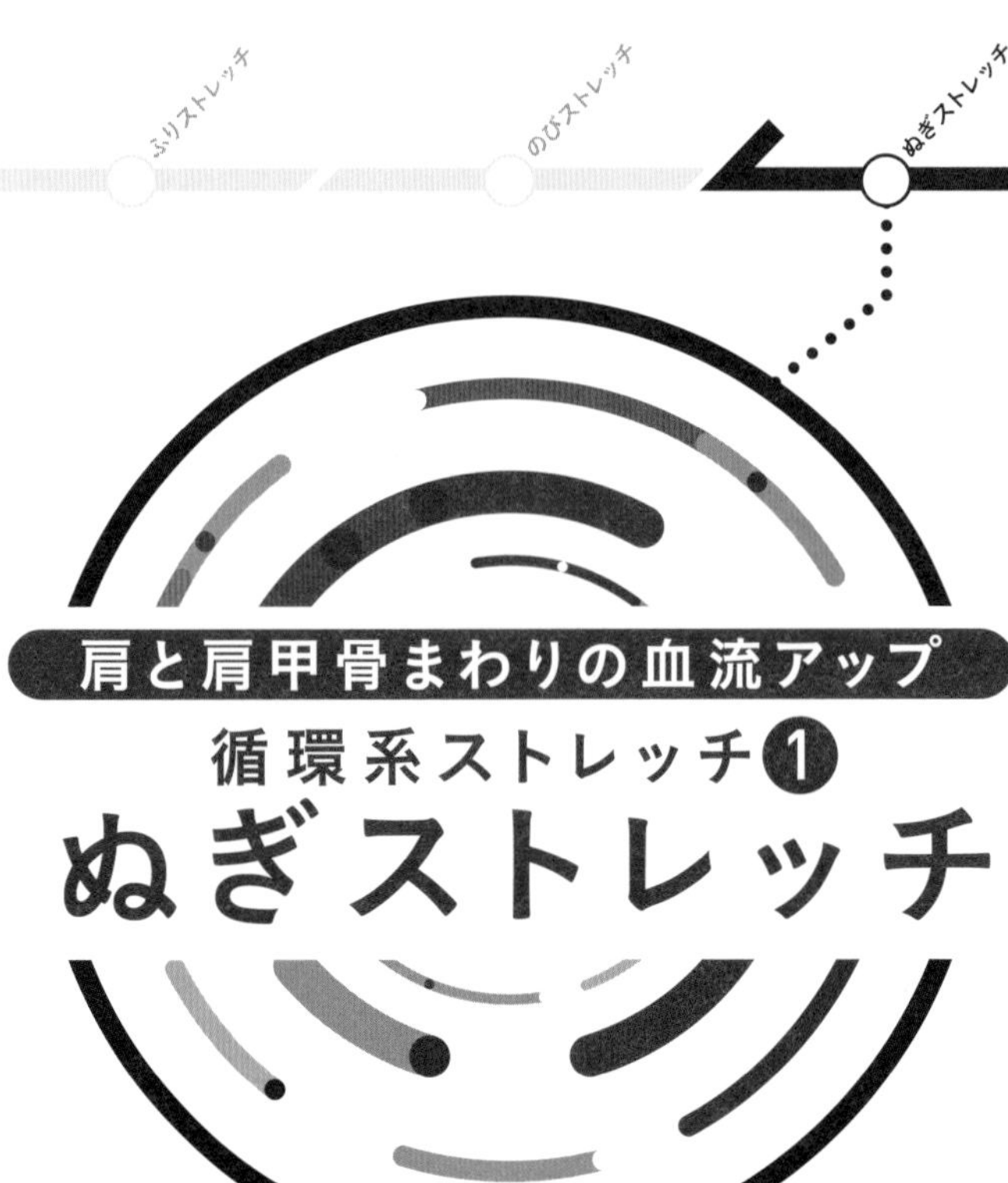

肩と肩甲骨まわりの血流アップ

循環系ストレッチ1

ぬぎストレッチ

肩甲骨を大きく回す動きと、下半身の大筋群を使うスクワットを組み合わせました。肩まわりの小さい筋肉を皮切りに徐々に体を大きく動かしていき、最後は足首、ふくらはぎから血液やリンパを流します。

上半身のターゲットは、日常生活で動きの小さくなった肩と肩甲骨まわり。脂肪を燃焼させる褐色脂肪細胞が集まる部位なので、あっというまに体が温まるのを実感できます。

下半身はひざの曲げ伸ばしを徐々に深めつつ、下肢の筋肉のポンプ作用を働かせます。徐々に動かす筋肉の範囲を増やしながら、上から下へ、下から上へとグルグルと巡るサイクルを促すのです。

全身を連動させて心拍をアップ

ハムストリングス・大腿四頭筋・僧帽筋・三角筋・ローテーターカフ

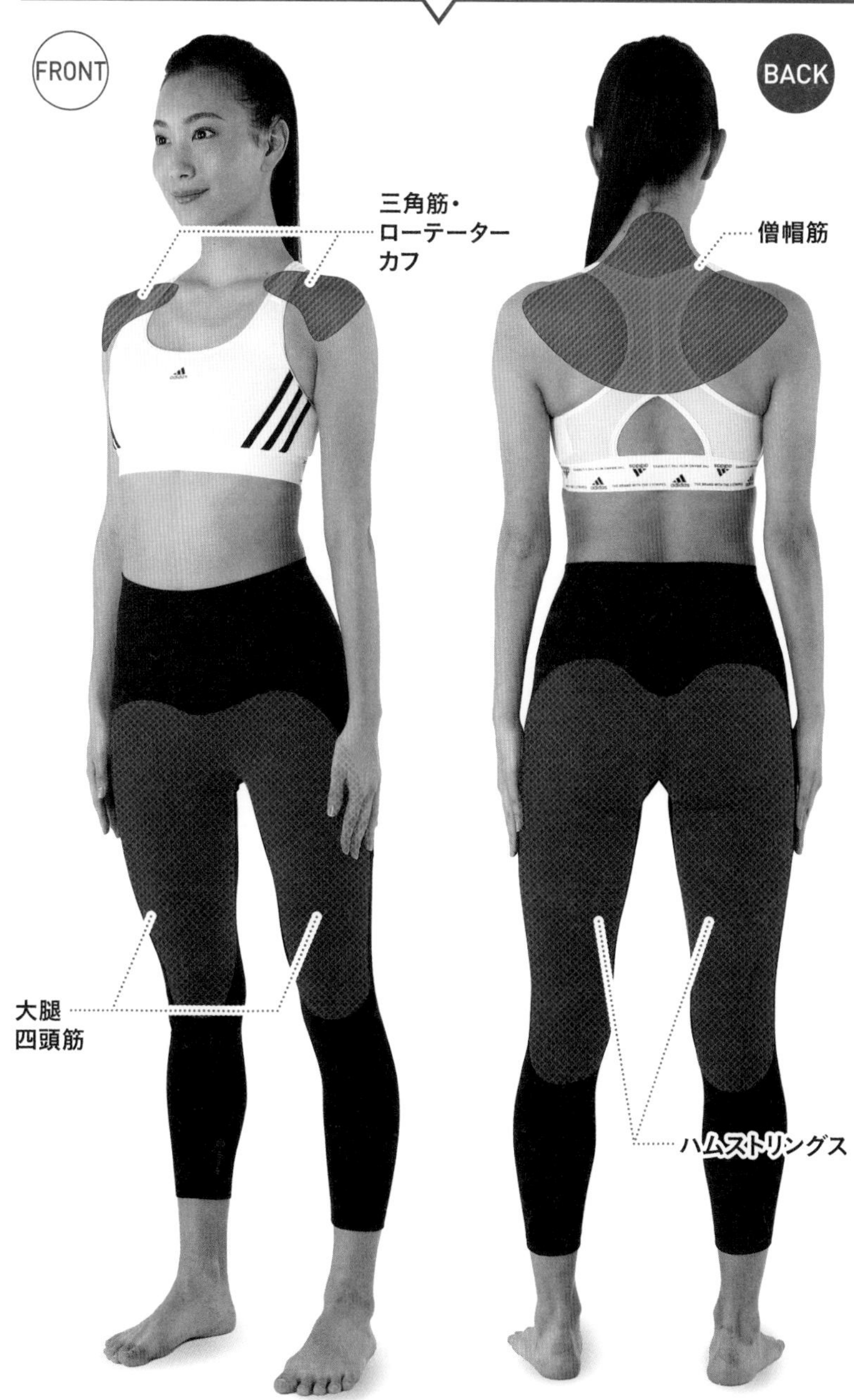

循環系ストレッチ❶

ぬぎストレッチ

Tシャツを
脱ぐ動作を
イメージしましょう

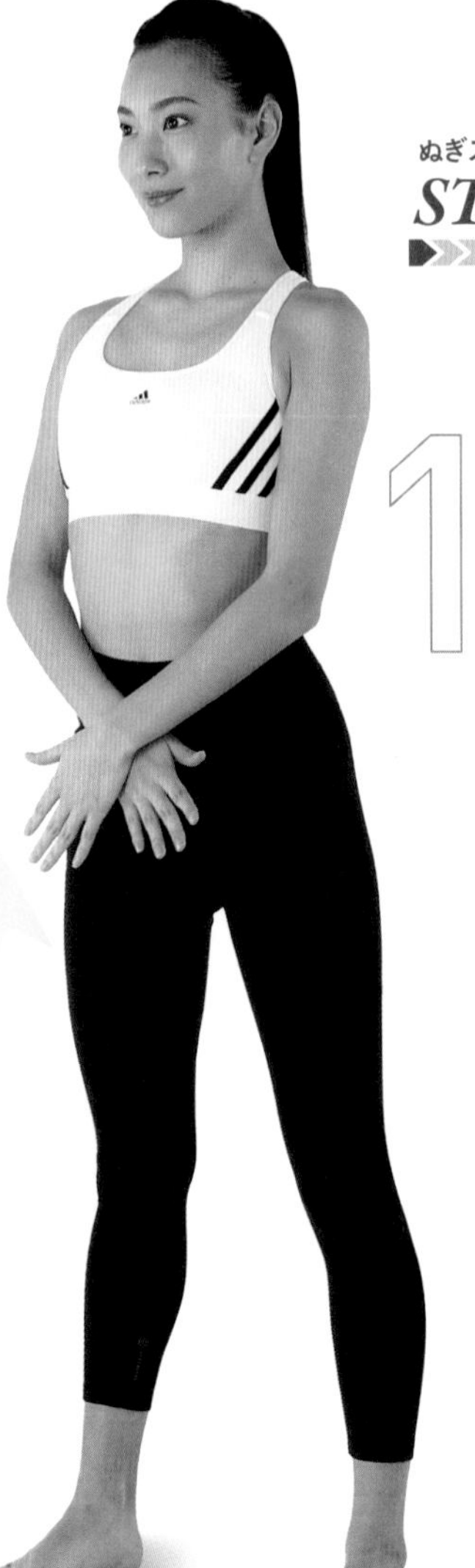

ぬぎストレッチ
STEP 1

5~10回繰り返す

1 手首をクロスさせる

肩幅程度に足を左右に開き、背すじを伸ばして立つ。Tシャツのすそあたりの位置で手首をクロスさせる

動作確認
はこちら

5回繰り返す

10回繰り返す

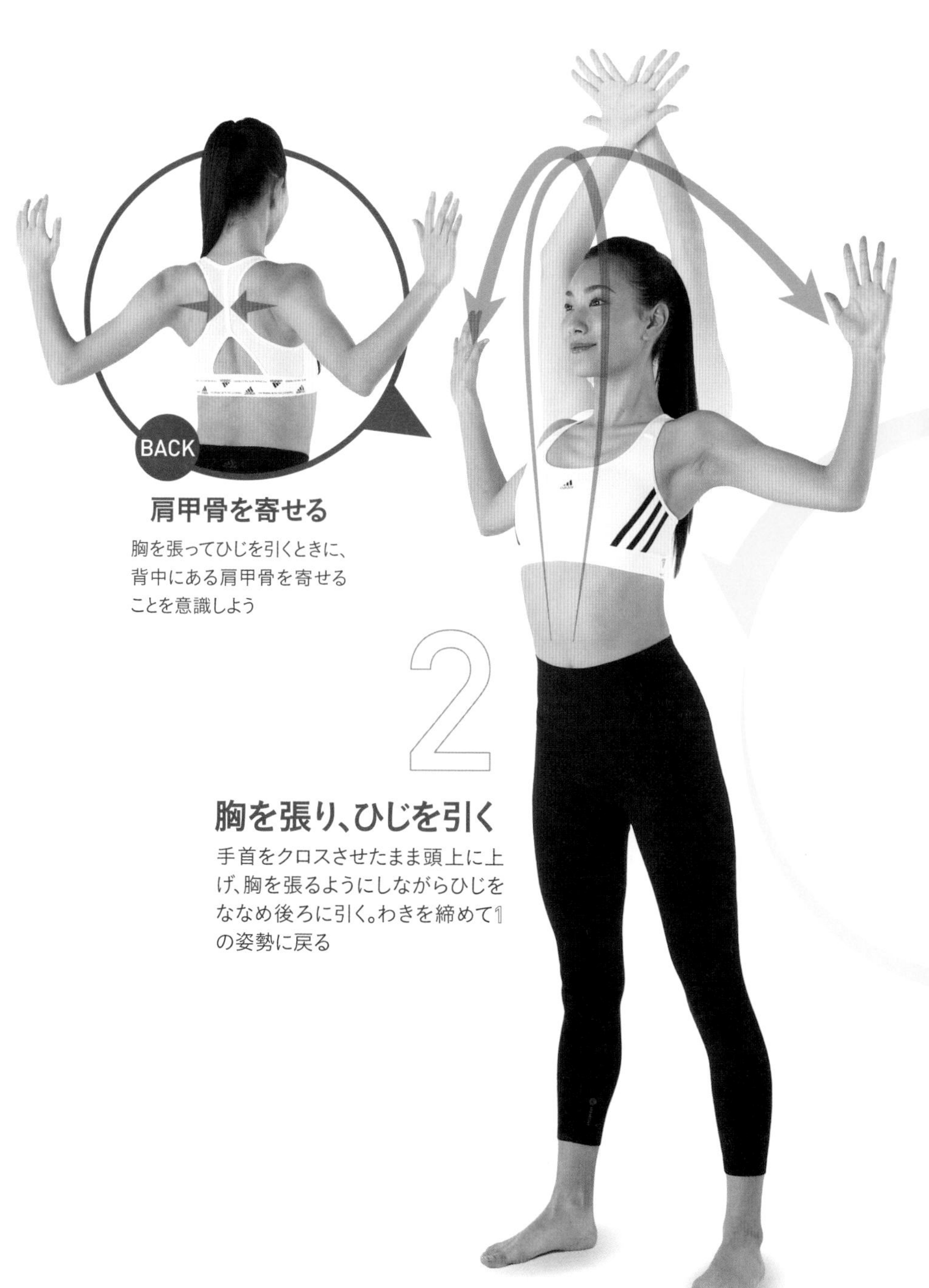

肩甲骨を寄せる

胸を張ってひじを引くときに、
背中にある肩甲骨を寄せる
ことを意識しよう

2

胸を張り、ひじを引く

手首をクロスさせたまま頭上に上げ、胸を張るようにしながらひじをななめ後ろに引く。わきを締めて1の姿勢に戻る

ぬぎストレッチ
STEP 2

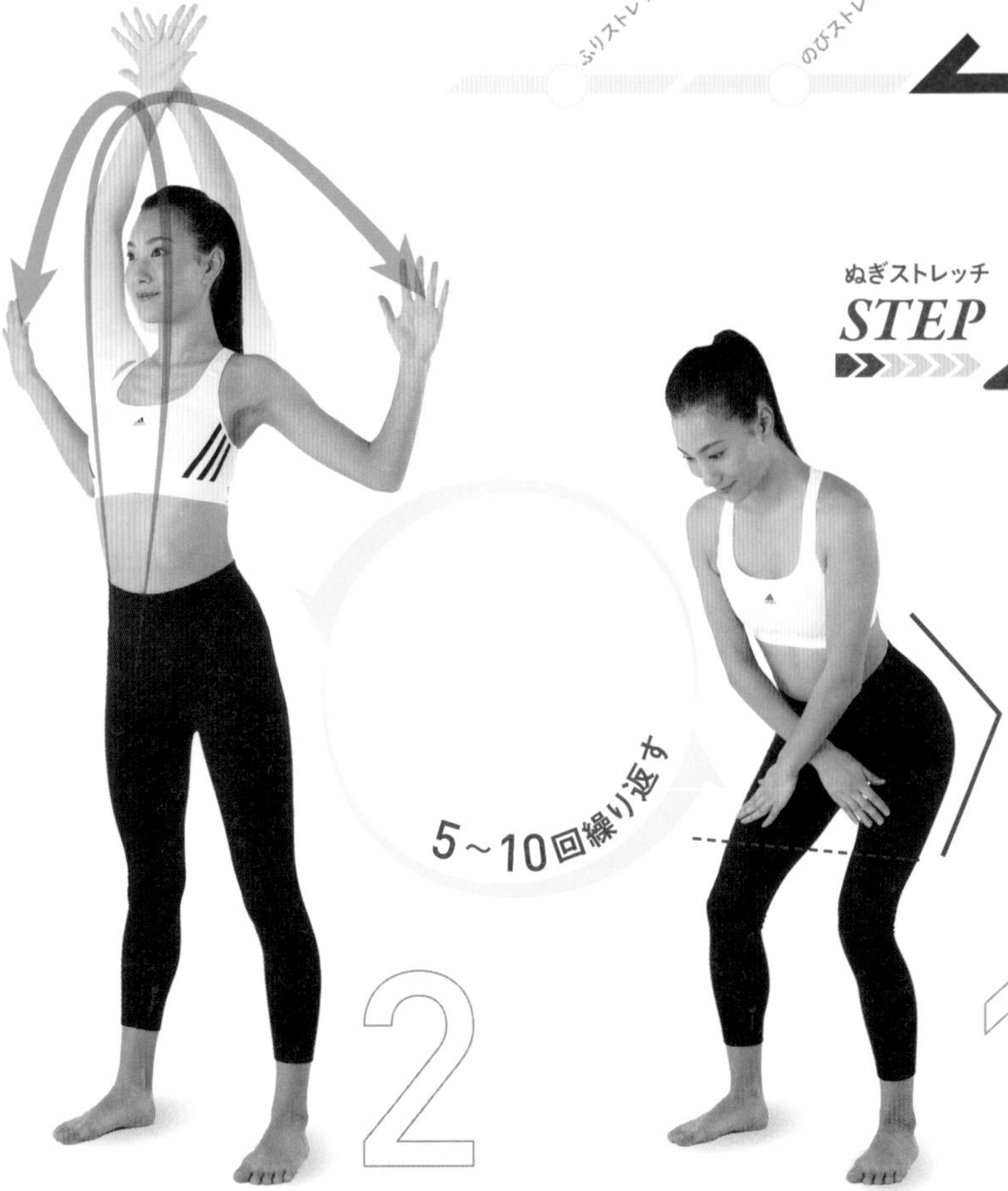

5～10回繰り返す

1

手を太ももの前に

背すじは伸ばしたまま、お尻を少し後ろに引いて、手首を太もも前でクロスさせる

2

胸を張り、ひじを引く

手首をクロスさせたまま頭上に上げて立ち上がり、胸を張るようにしながらひじをななめ後ろに引く。わきを締めて1の姿勢に戻る

すべてのSTEPを10回ずつ繰り返せるようになったら、STEP2とSTEP3のあいだに、ひざあたりで手首をクロスさせるSTEPを加えよう

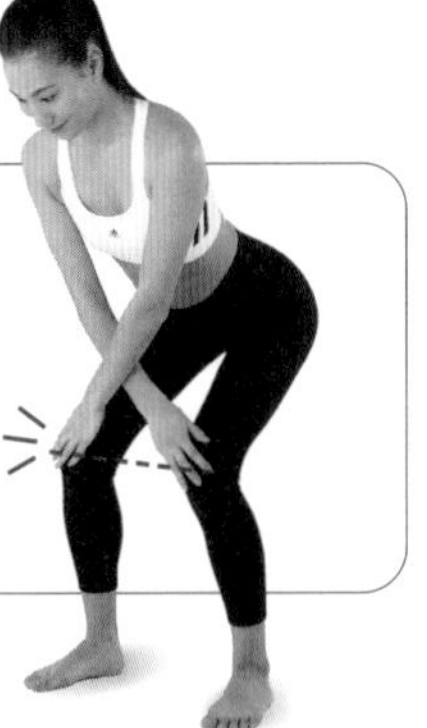

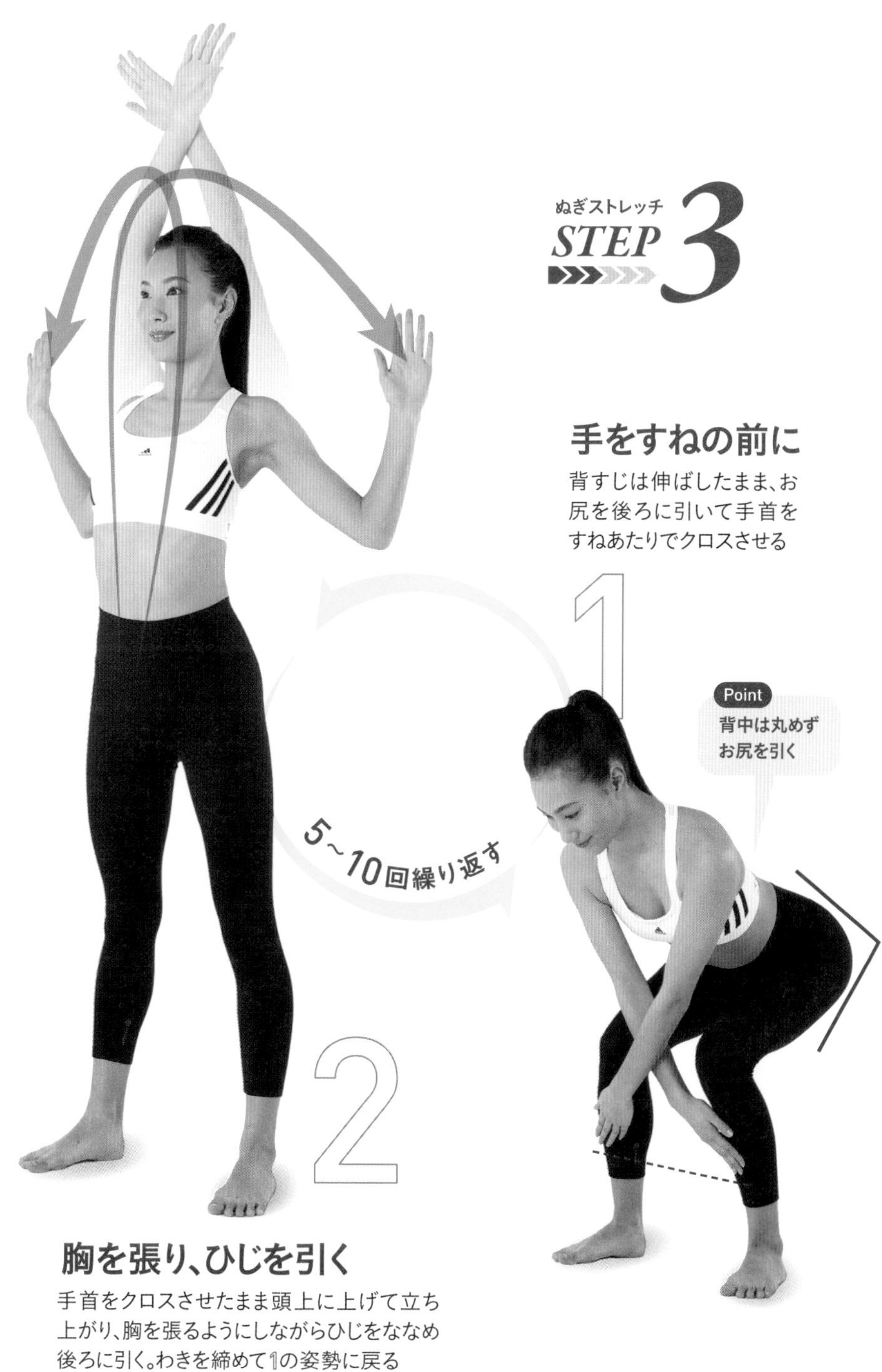

手をすねの前に

背すじは伸ばしたまま、お尻を後ろに引いて手首をすねあたりでクロスさせる

胸を張り、ひじを引く

手首をクロスさせたまま頭上に上げて立ち上がり、胸を張るようにしながらひじをななめ後ろに引く。わきを締めて1の姿勢に戻る

ぬぎストレッチ
STEP 4

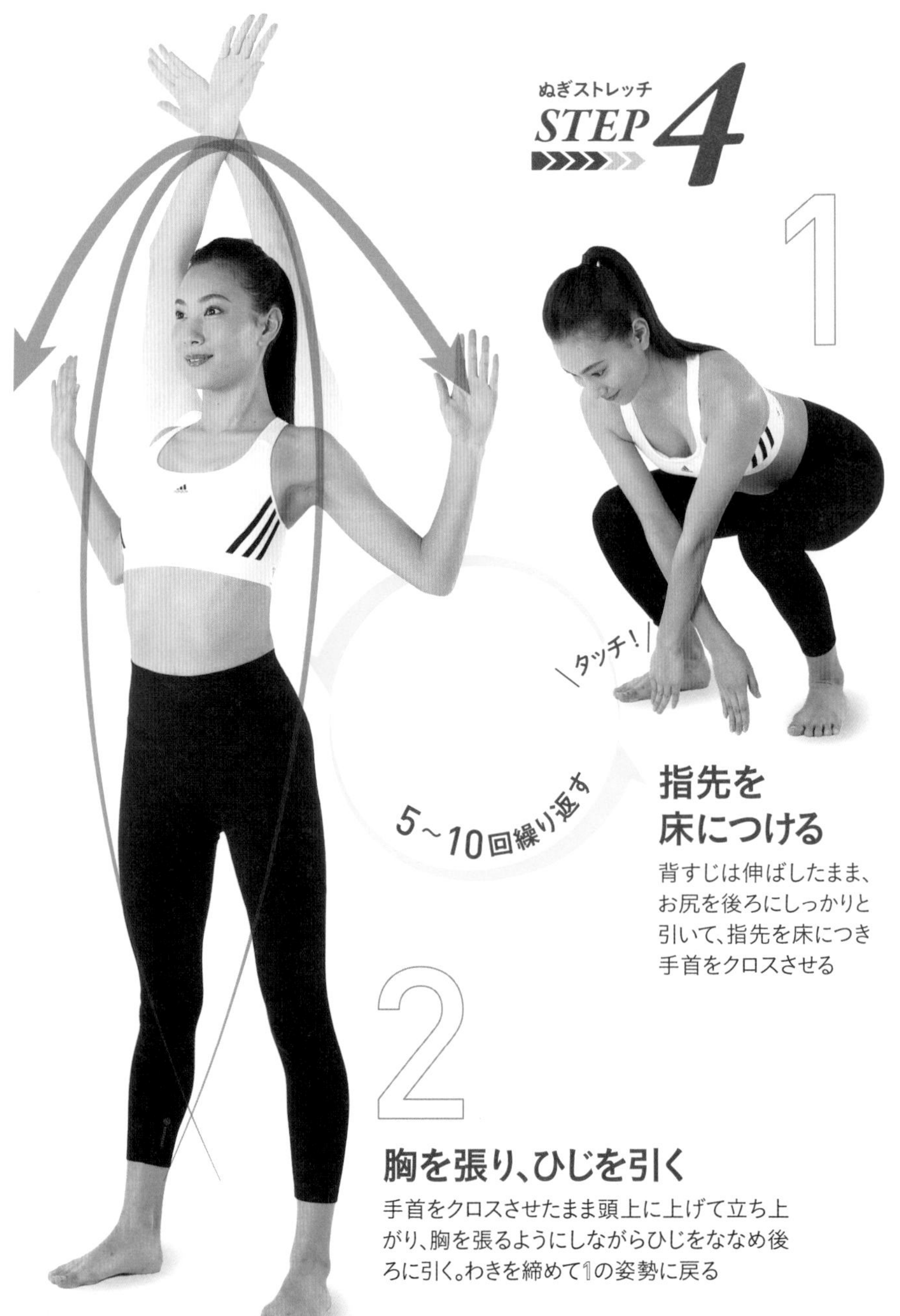

1 指先を床につける

背すじは伸ばしたまま、お尻を後ろにしっかりと引いて、指先を床につき手首をクロスさせる

2 胸を張り、ひじを引く

手首をクロスさせたまま頭上に上げて立ち上がり、胸を張るようにしながらひじをななめ後ろに引く。わきを締めて1の姿勢に戻る

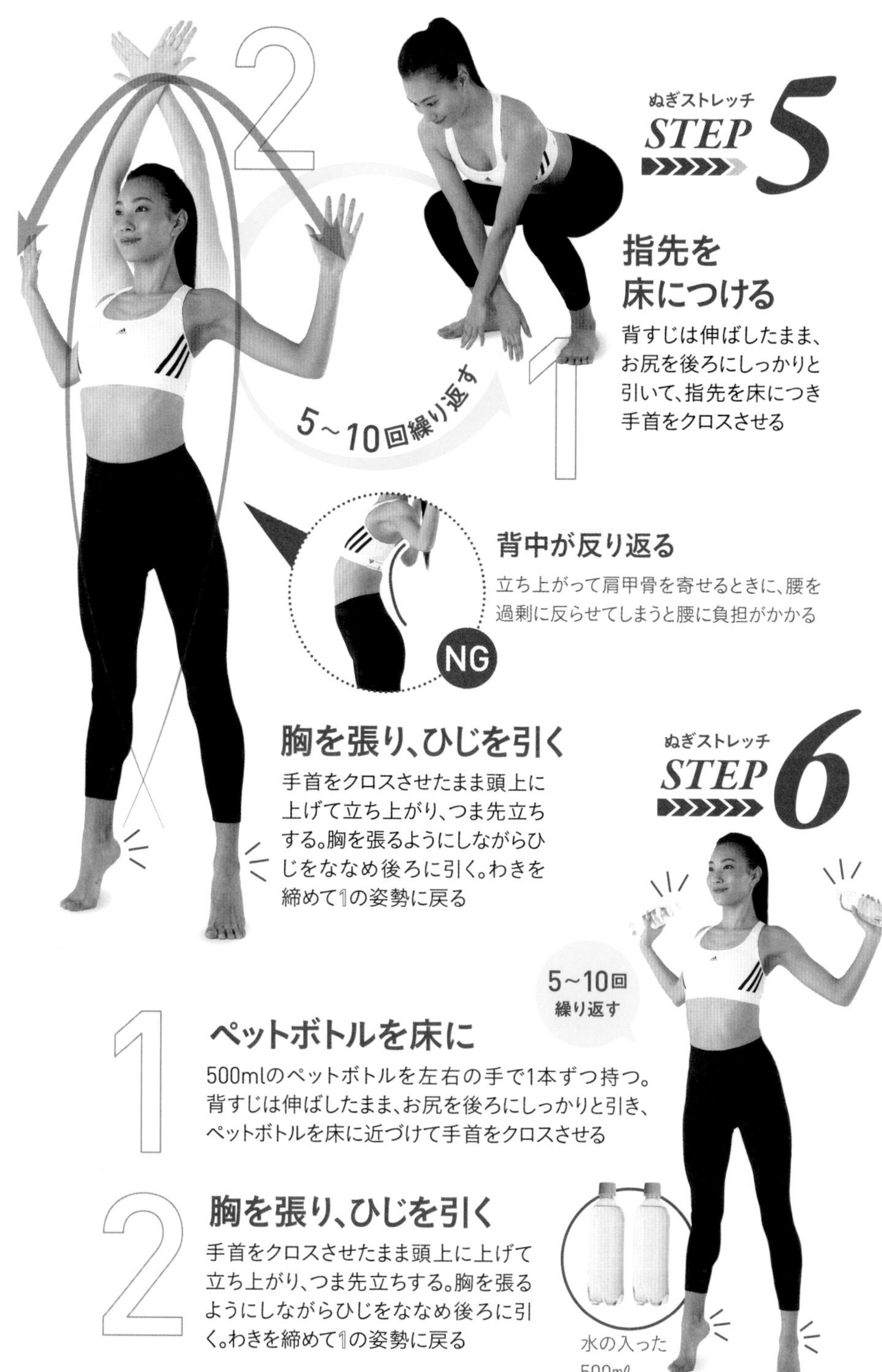

ぬぎストレッチ
STEP 5

指先を床につける

背すじは伸ばしたまま、お尻を後ろにしっかりと引いて、指先を床につき手首をクロスさせる

背中が反り返る

立ち上がって肩甲骨を寄せるときに、腰を過剰に反らせてしまうと腰に負担がかかる

胸を張り、ひじを引く

手首をクロスさせたまま頭上に上げて立ち上がり、つま先立ちする。胸を張るようにしながらひじをななめ後ろに引く。わきを締めて1の姿勢に戻る

ぬぎストレッチ
STEP 6

1 ペットボトルを床に

500mlのペットボトルを左右の手で1本ずつ持つ。背すじは伸ばしたまま、お尻を後ろにしっかりと引き、ペットボトルを床に近づけて手首をクロスさせる

2 胸を張り、ひじを引く

手首をクロスさせたまま頭上に上げて立ち上がり、つま先立ちする。胸を張るようにしながらひじをななめ後ろに引く。わきを締めて1の姿勢に戻る

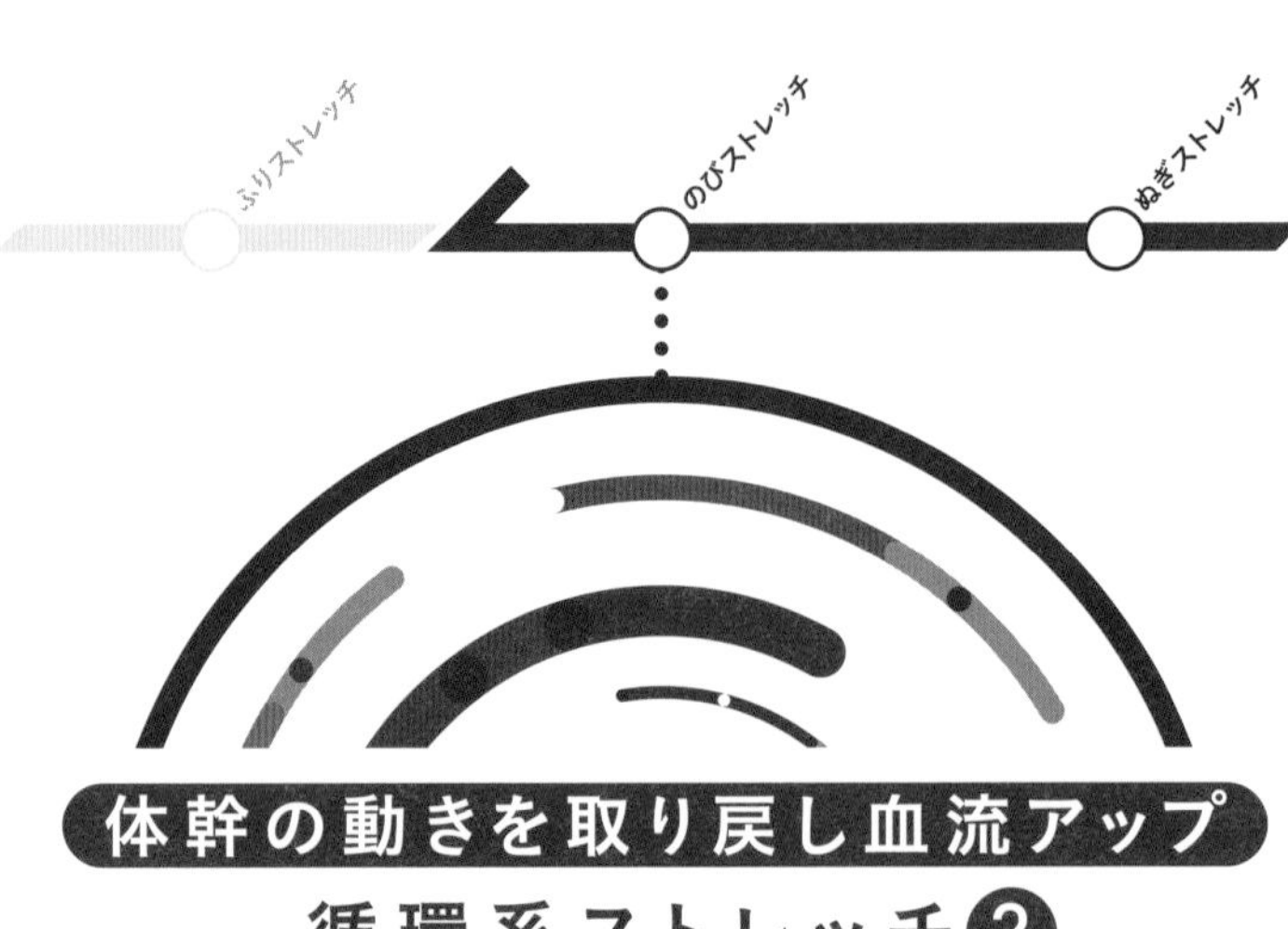

体幹の動きを取り戻し血流アップ

循環系ストレッチ2

のびストレッチ

次のターゲットは背中を覆う大きな筋肉・広背筋です。

日常生活で、上半身を前に倒したり反らしたりする機会はわりとありますが、横に倒したりひねったりする機会は、じつは意外と少ない傾向にあります。そこで上半身は、側屈とひねりの動きを繰り返し、徐々に背中の筋肉を大きく使う動作で構成しました。さらに股関節を左右に広げ下半身を左右に大きく動かすことで、太ももまわりの大きな筋肉をポンプにして血流を促しましょう。

最後はペットボトルを持って負荷をアップ。キツい人は、最初は持たない、あるいは軽いものから始めてくださってかまいません。

動作不足の体幹＆股関節を刺激

広背筋・三角筋・大臀筋・大腿四頭筋・ハムストリングス

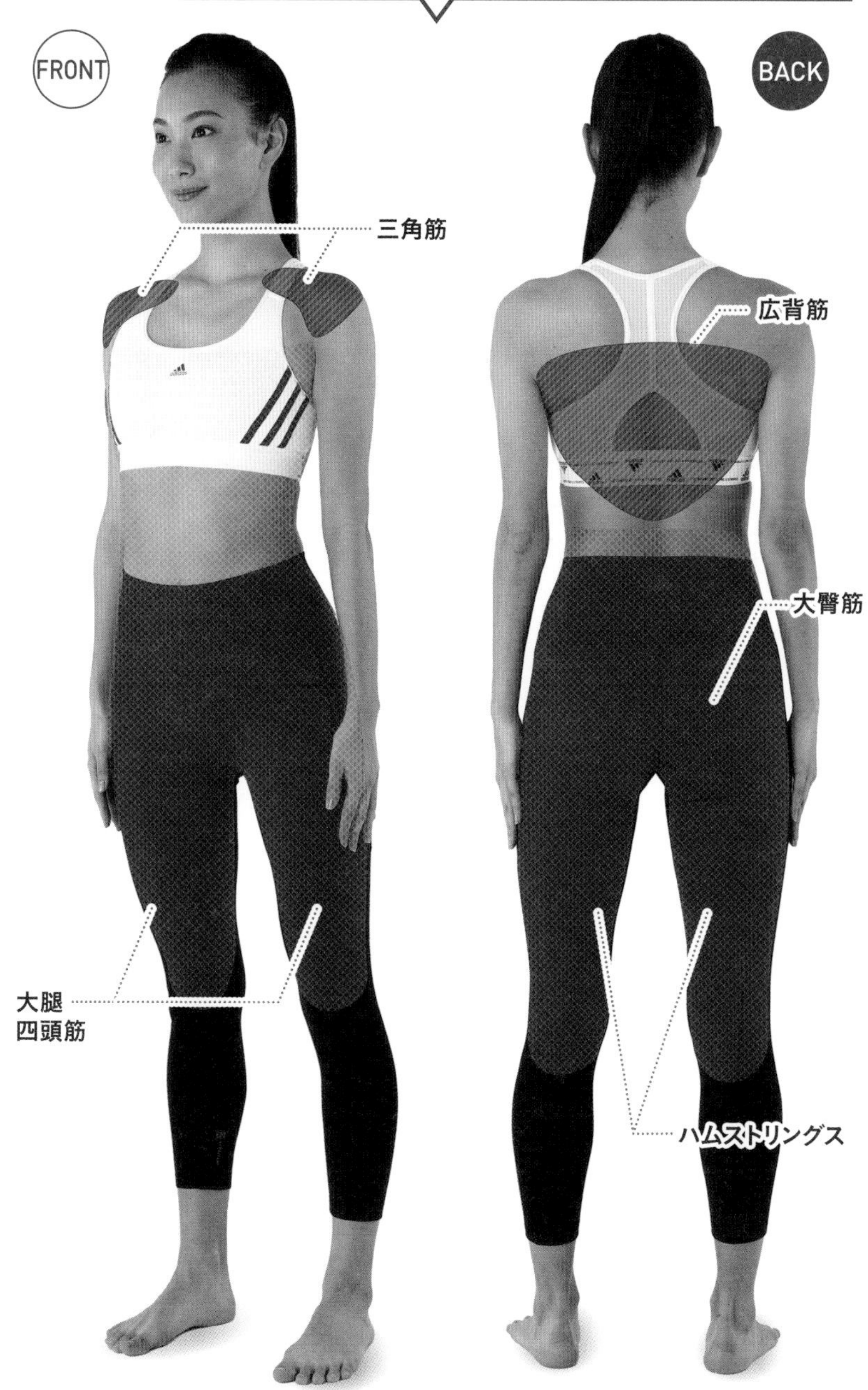

循環系ストレッチ❷
のびストレッチ

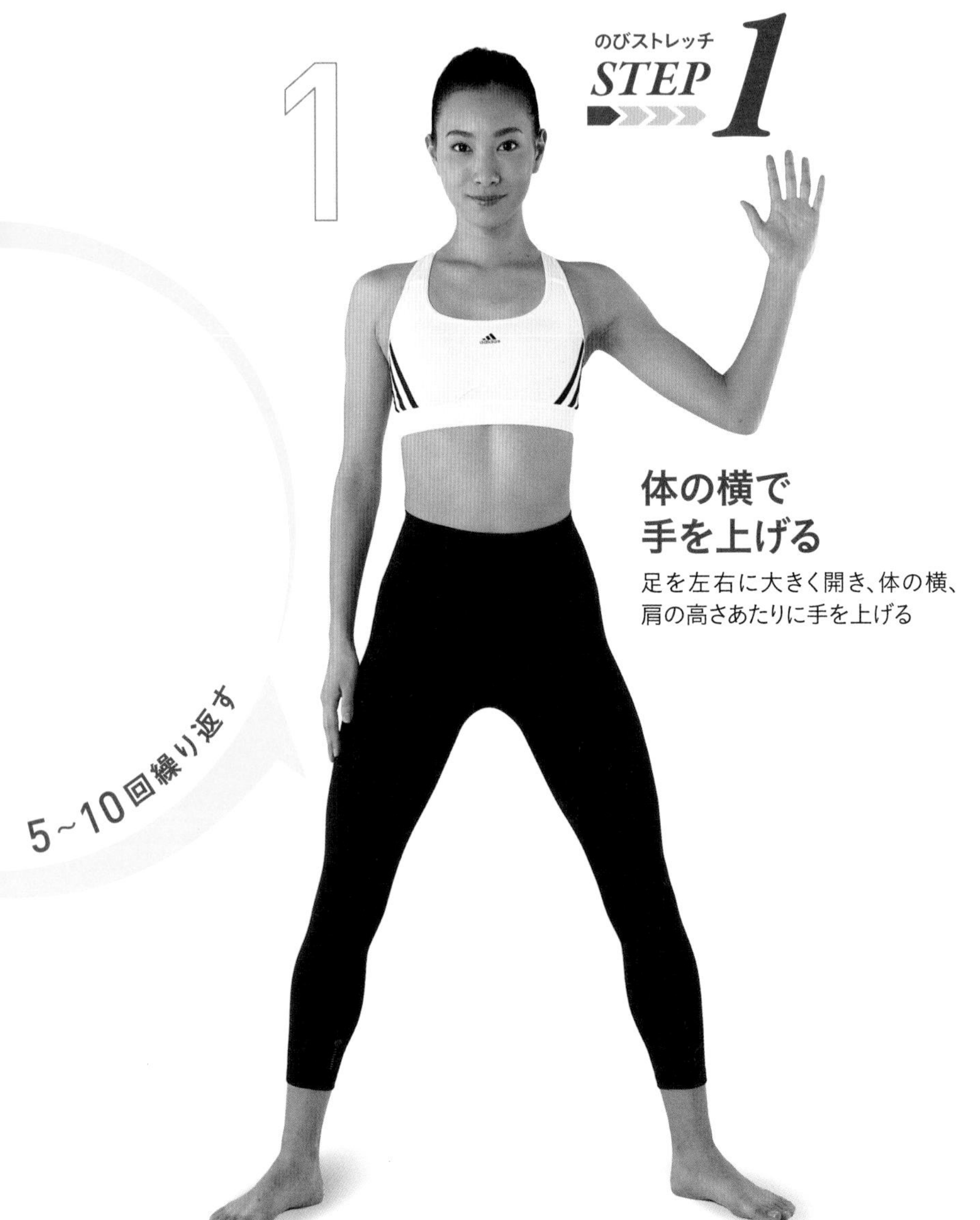

体の横で手を上げる

足を左右に大きく開き、体の横、肩の高さあたりに手を上げる

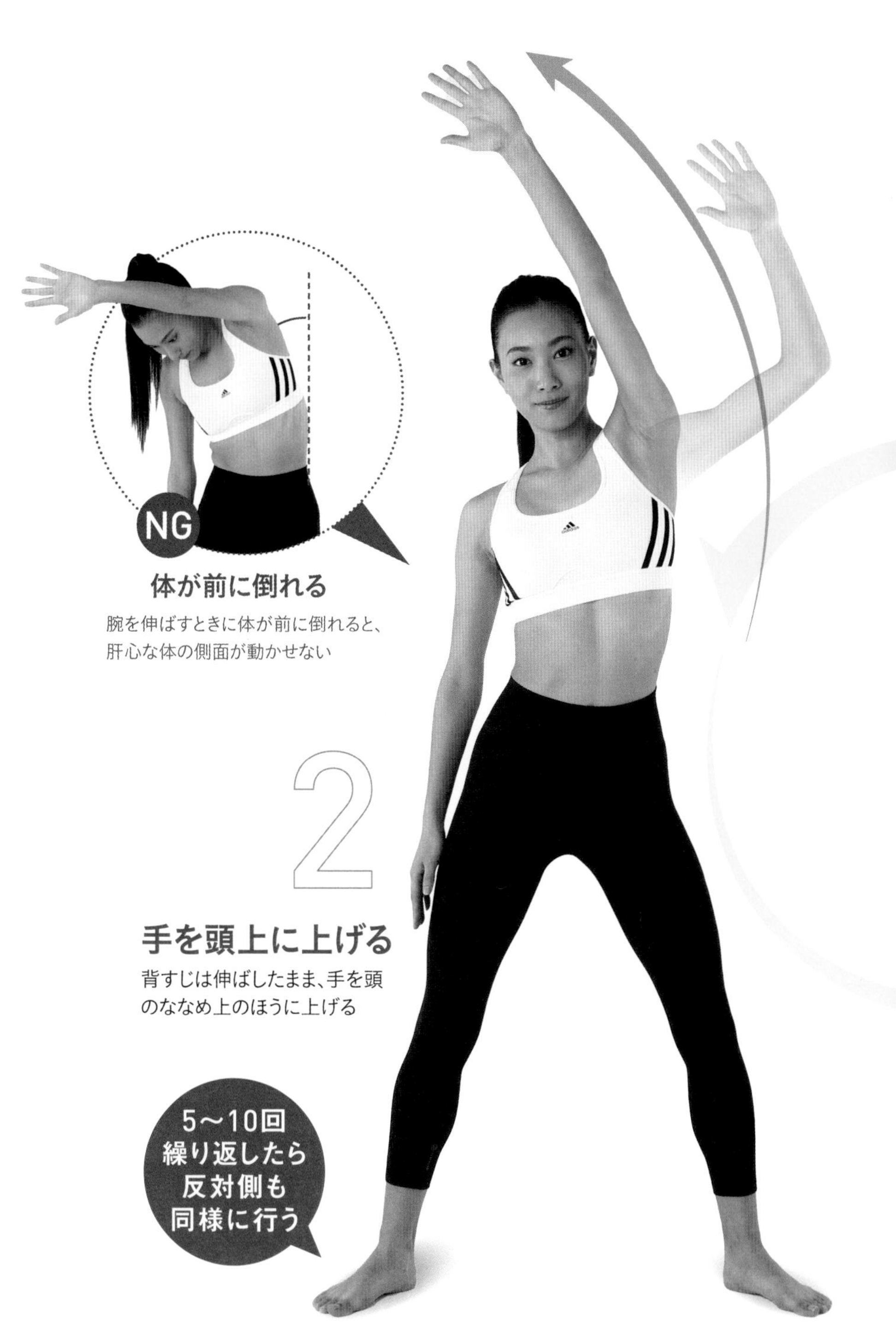

体が前に倒れる

腕を伸ばすときに体が前に倒れると、
肝心な体の側面が動かせない

2

手を頭上に上げる

背すじは伸ばしたまま、手を頭
のななめ上のほうに上げる

**5〜10回
繰り返したら
反対側も
同様に行う**

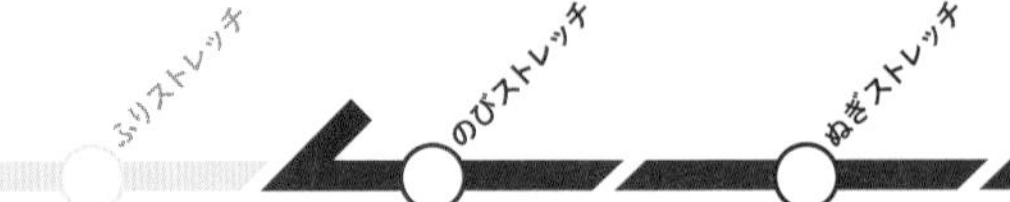

のびストレッチ

STEP 2

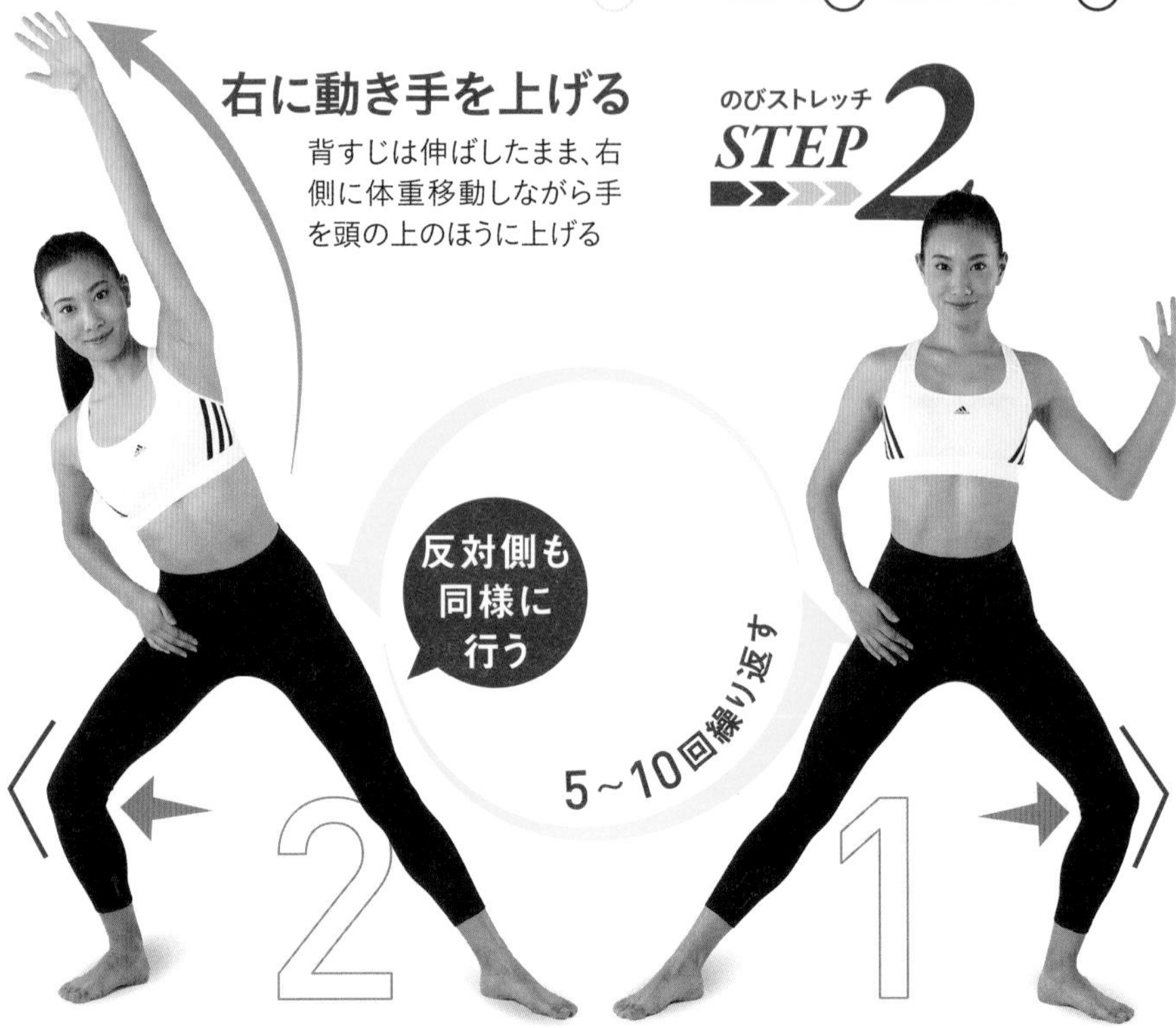

1 左に少し体重移動する

体の横、肩の高さあたりに手を上げるときに、上げた手の側に体重を移動させる

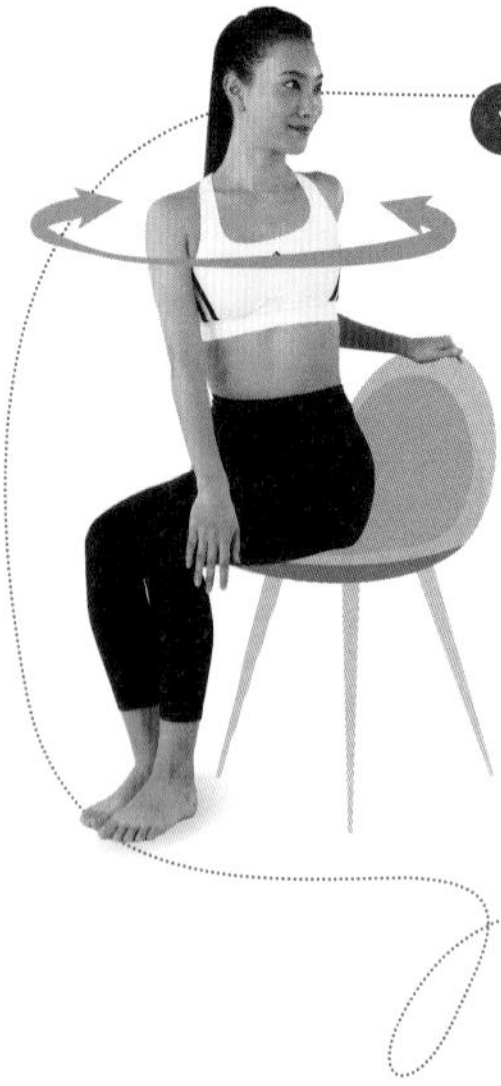

2 右に動き手を上げる

背すじは伸ばしたまま、右側に体重移動しながら手を頭の上のほうに上げる

5～10回繰り返す

反対側も同様に行う

うまくできない人は

STEP3と4の体をねじる動きが苦手な人は、体幹の動きが悪くなっている。イスに腰掛けたまま左右に振り返る動きをすると、体幹をしっかりねじることができるので日常生活に取り入れてみよう

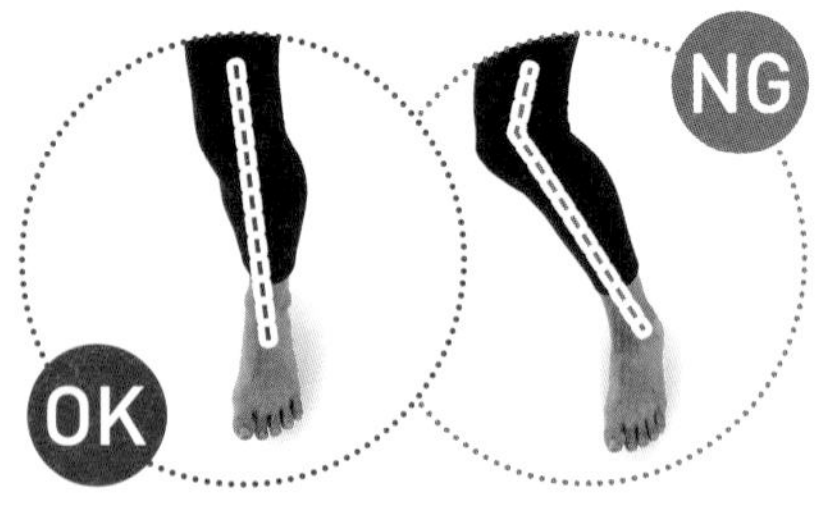

ひざとつま先の「向き」

ひざ関節は、おもに前後にしか動かない構造なので、つま先とひざの向きが揃っていないと、ひざ関節に負担がかかり痛めやすい

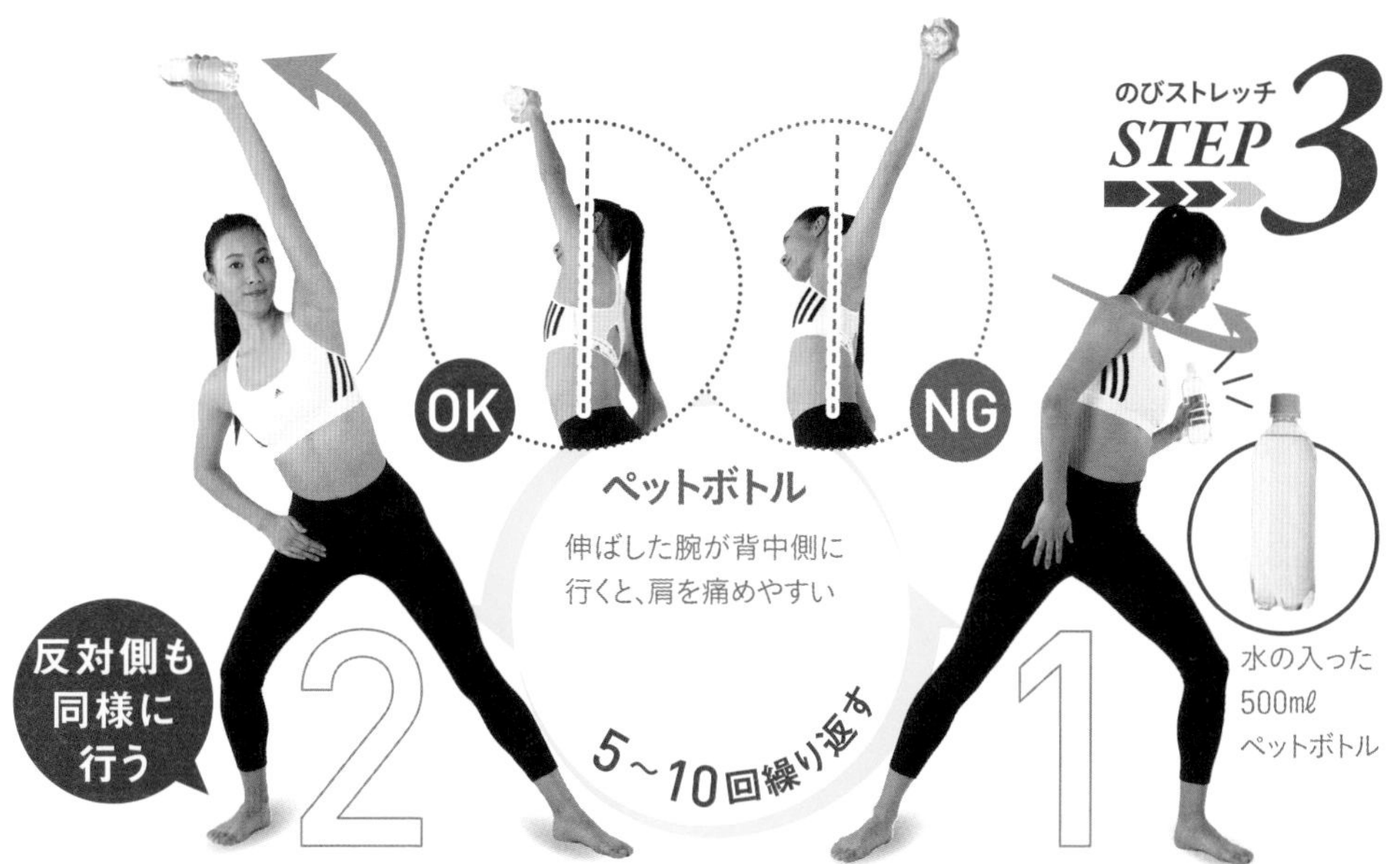

1 体をしっかりひねる

500mlペットボトルを左手に持ち、左に体重移動しながら上体をしっかりひねる

2 右に動き手を上げる

背すじは伸ばしたまま、右側に体重移動しながら手を頭の上のほうに上げる

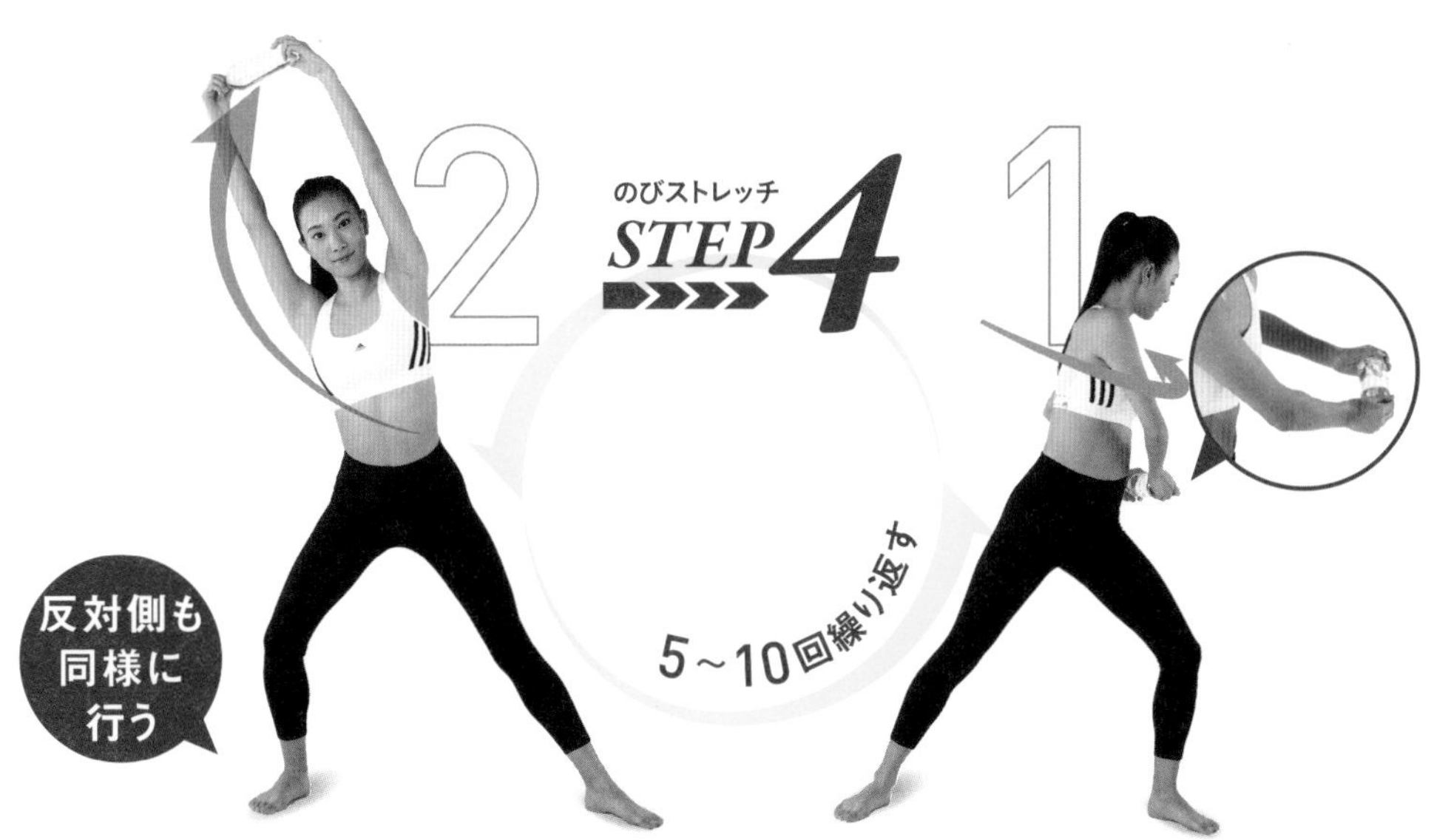

1 体をしっかりひねる

500mlペットボトルを両手で持ち、左に体重移動しながら上体をしっかりひねる

2 右に動き手を上げる

背すじは伸ばしたまま、右側に体重移動しながらペットボトルを振り上げる

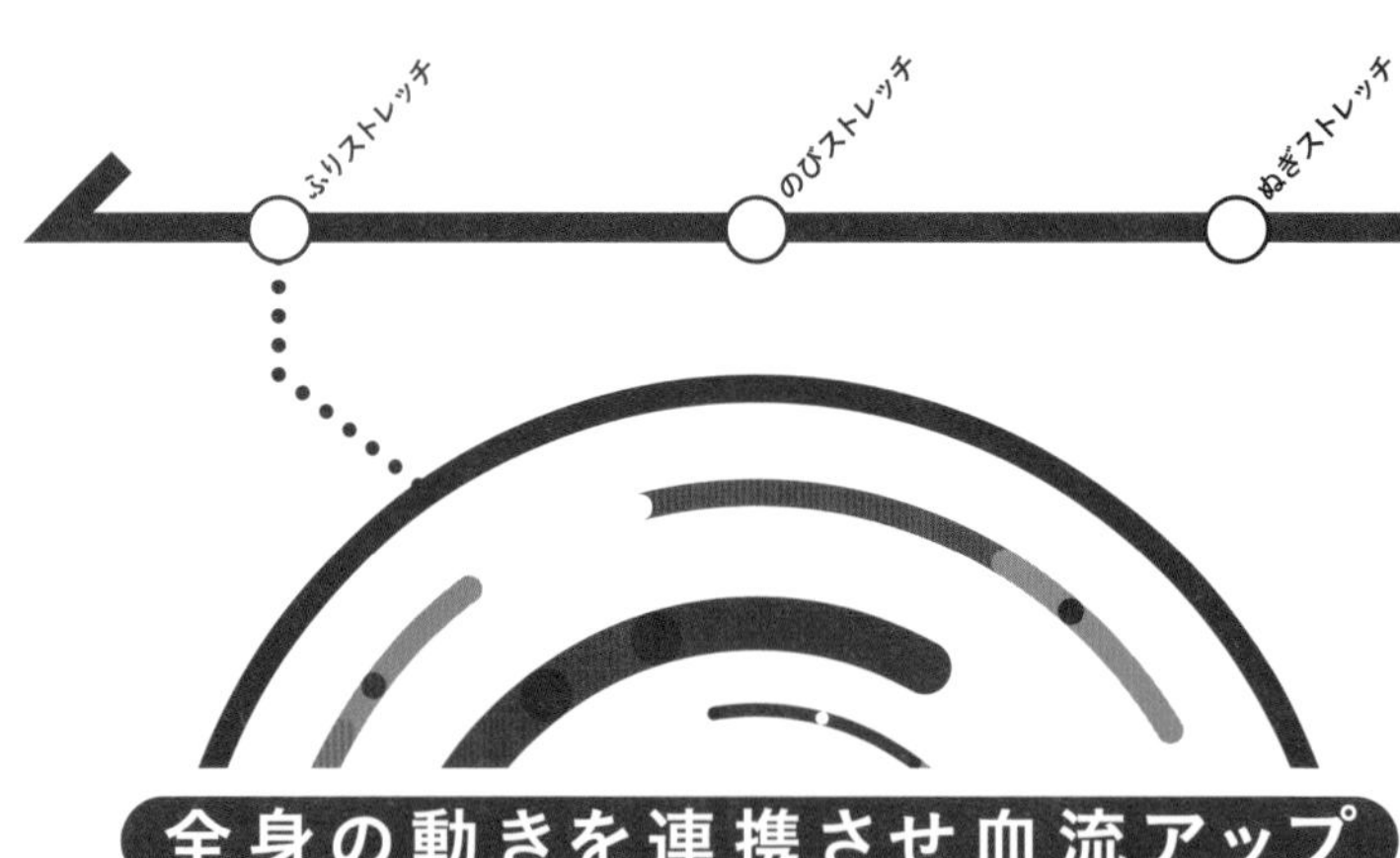

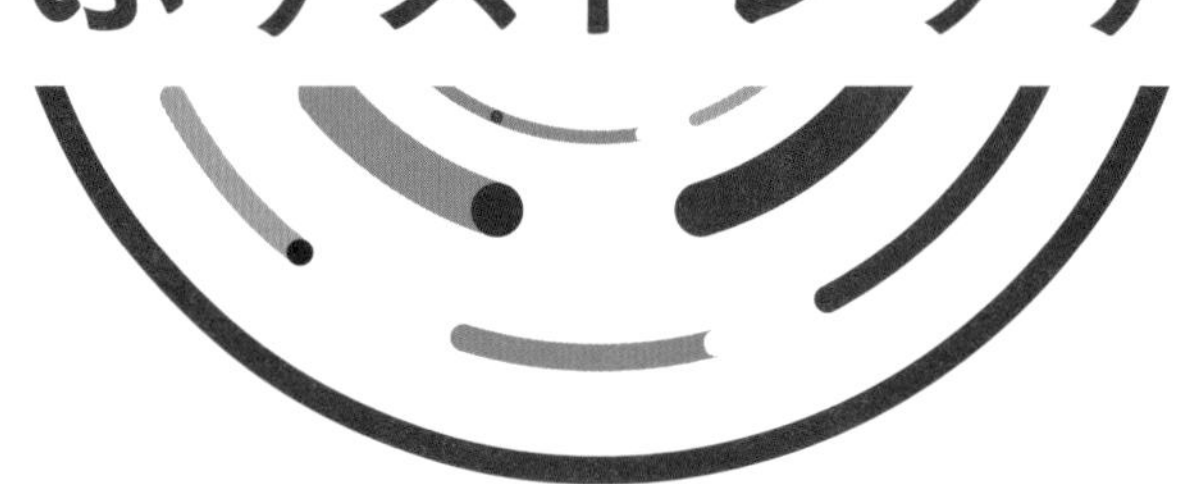

全身の動きを連携させ血流アップ

循環系ストレッチ③ ふりストレッチ

最後は体の前面・背面にあるたくさんの筋肉をよく動かします。全身を大きく動かすことで心拍数をアップし、血液をくまなく巡らせましょう。

ポイントは、上半身と下半身をつなぐ腸腰筋をしっかり使って動作すること。それにより、そけい動脈という股関節の大きな血管を刺激することが可能です。

また、背中を反らすことで背中の筋肉も動き効果をアップできますし、心拍数は心臓の位置を大きく上下させると上がります。

ここで頭の動きが入るのは、全身の巡りをよくしてからでないと気分が悪くなることが稀にあるからです。必ず①②③の順に行い、段階的に血流を増やしましょう。

頭を上下させる動きで心拍数上昇

三角筋・僧帽筋・広背筋・腸腰筋・大臀筋・大腿四頭筋・ハムストリングス

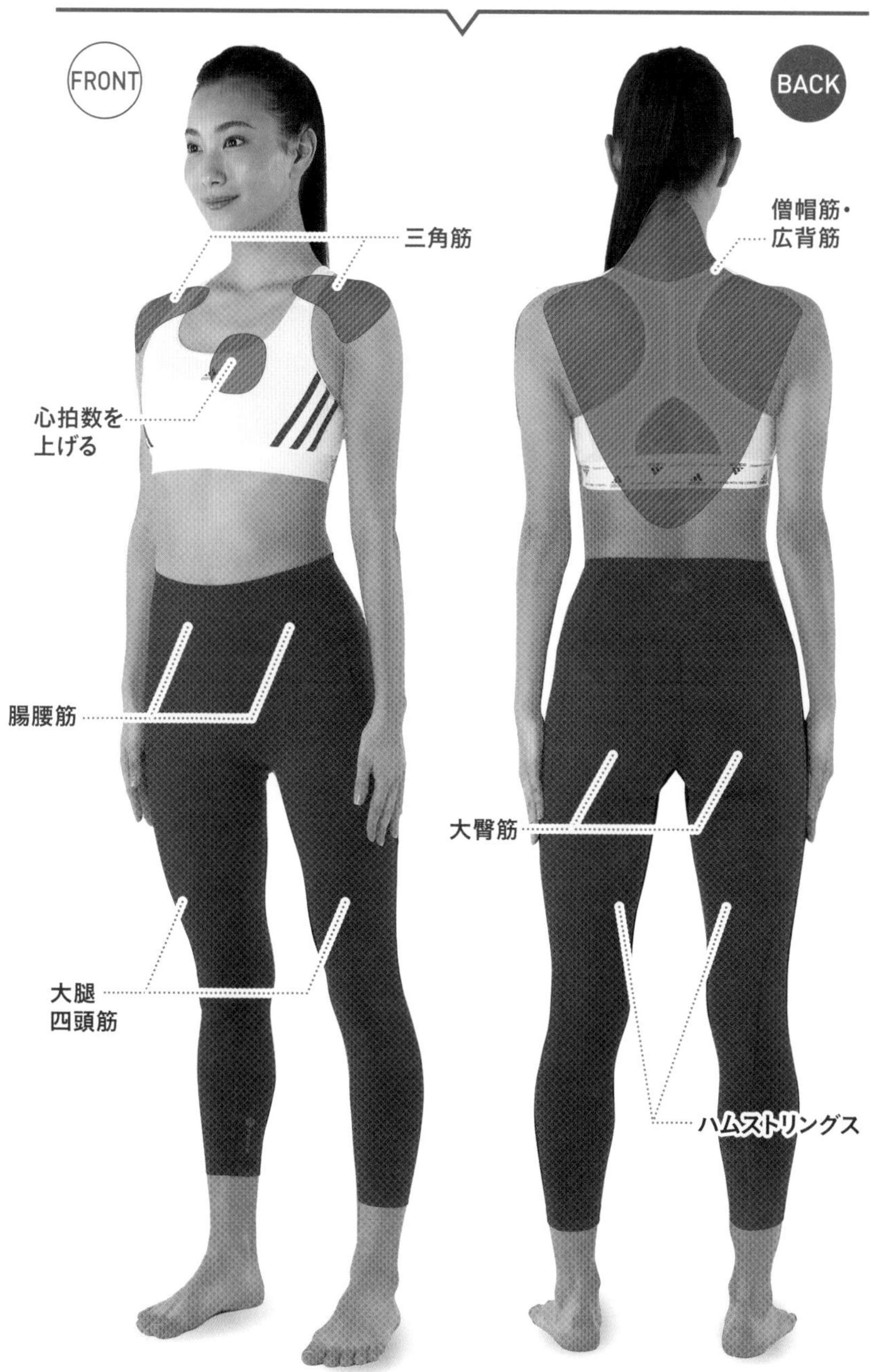

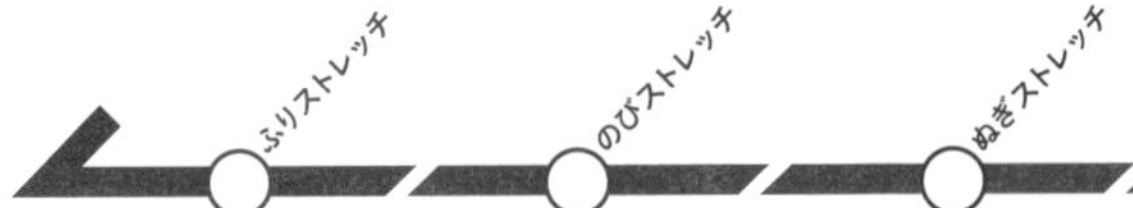

循環系ストレッチ❸

ふりストレッチ

ふりストレッチ
STEP 1

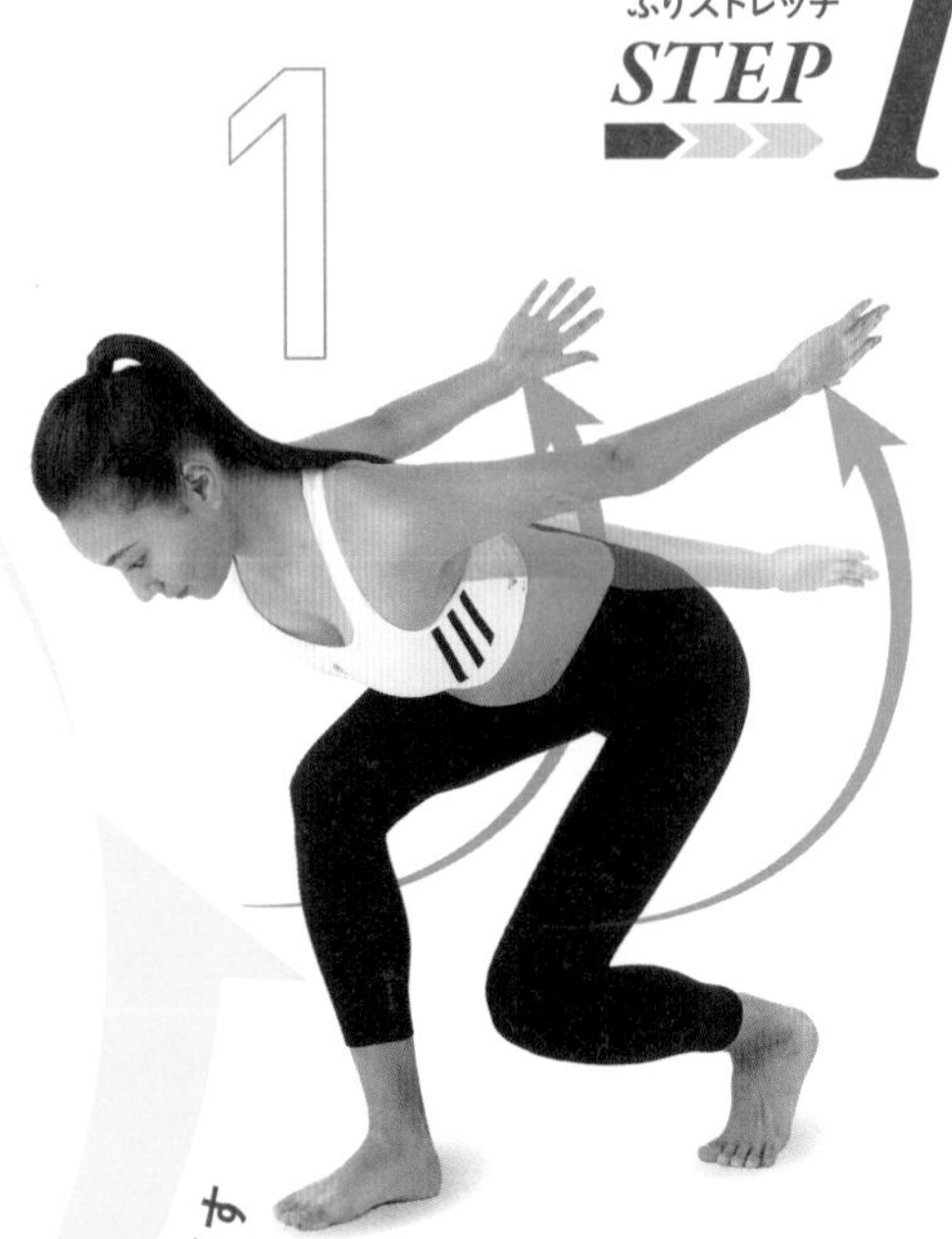

5〜10回繰り返す

しゃがんで腕を振る

足を前後に開き、しゃがみながら上体を前に倒して両腕を後ろに振る

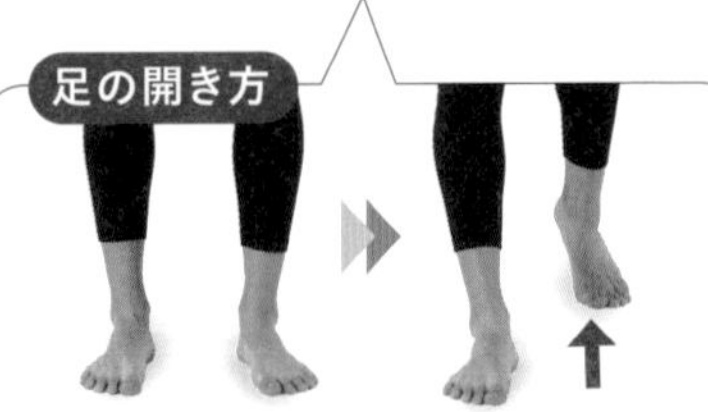

こぶし一つ分足を左右に開き、左足を後ろに引いてかかとを上げる

腕を頭上に上げる

立ち上がりながら両腕を頭上まで振り上げる

背中を反らせる 3

ひじを後ろに引くようにしながら、背中を反らせて顔をななめ上に向ける

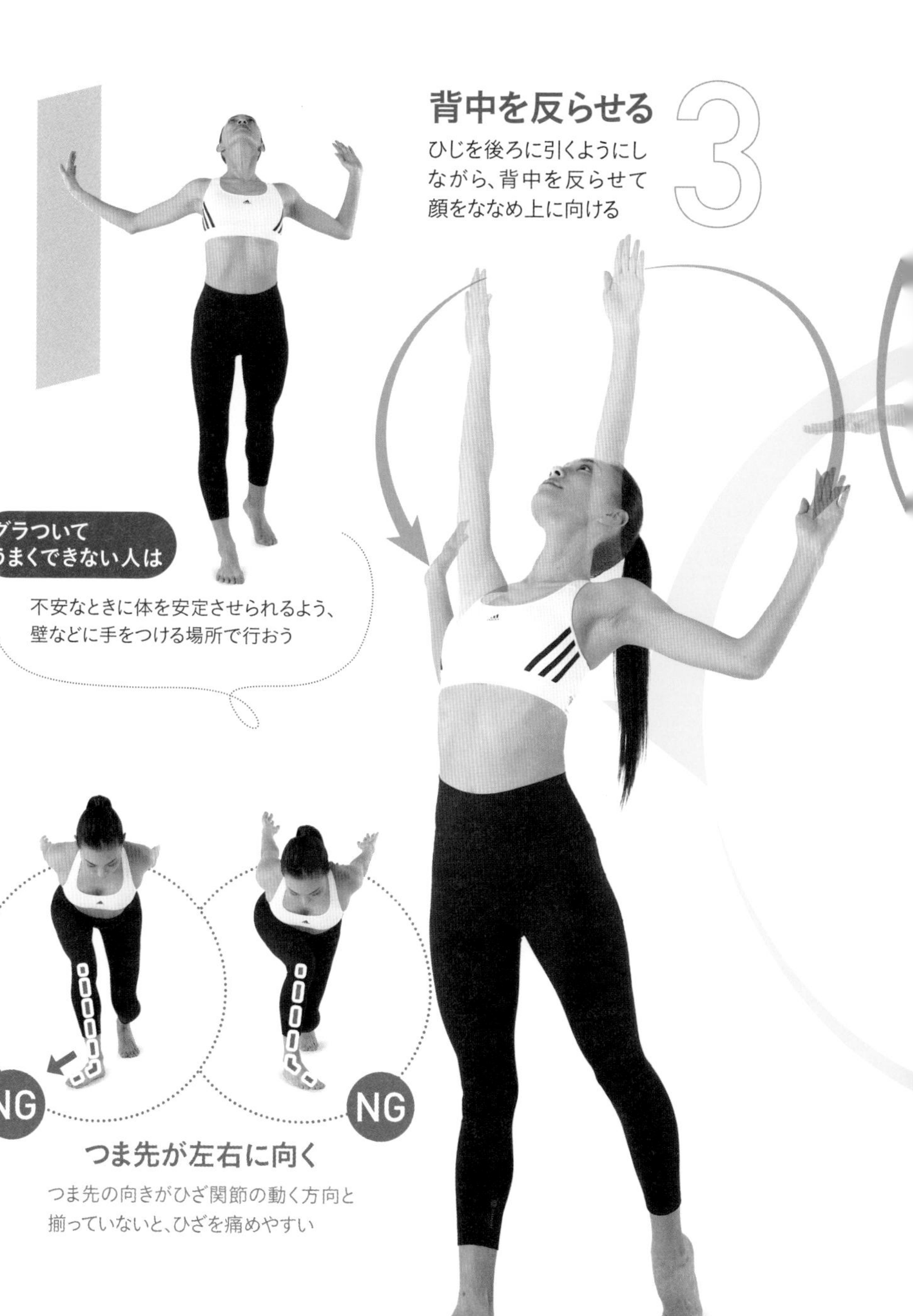

グラついてうまくできない人は

不安なときに体を安定させられるよう、壁などに手をつける場所で行おう

NG

NG

つま先が左右に向く

つま先の向きがひざ関節の動く方向と揃っていないと、ひざを痛めやすい

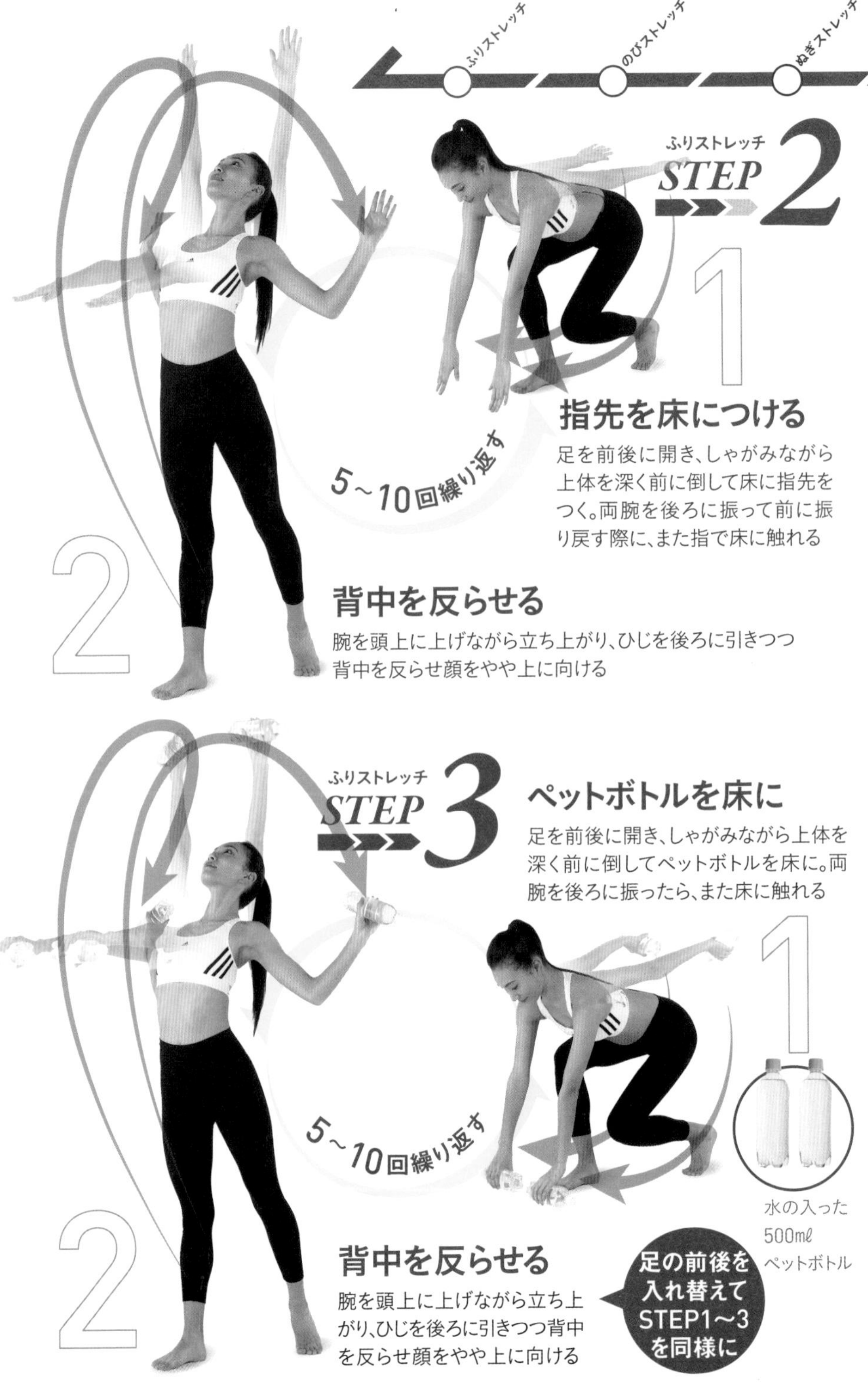

ふりストレッチ STEP 2

1 指先を床につける

足を前後に開き、しゃがみながら上体を深く前に倒して床に指先をつく。両腕を後ろに振って前に振り戻す際に、また指で床に触れる

5～10回繰り返す

2 背中を反らせる

腕を頭上に上げながら立ち上がり、ひじを後ろに引きつつ背中を反らせ顔をやや上に向ける

ふりストレッチ STEP 3

1 ペットボトルを床に

足を前後に開き、しゃがみながら上体を深く前に倒してペットボトルを床に。両腕を後ろに振ったら、また床に触れる

水の入った500mℓペットボトル

5～10回繰り返す

2 背中を反らせる

腕を頭上に上げながら立ち上がり、ひじを後ろに引きつつ背中を反らせ顔をやや上に向ける

足の前後を入れ替えてSTEP1～3を同様に

ひざや腰などに痛みのある人は……

どんなエクササイズでも、始めるにあたって最も不安になるのは「ひざや腰を痛めないだろうか」「痛みを悪化させたくない」ではないでしょうか。

循環系ストレッチは、ひざや腰に負担が少ない動きをメインに構成しているので、正しい動作で行えば痛めることはほとんどありません。ひざや腰の関節に負担が集中する、ジャンプや強く踏み込む動作は入れていませんし、ウォームアップ感覚の小さな動作から始めて、だんだん動きを大きくするという配慮もしています。

また、動きの方向や強度がどんどん変わっていくので、痛みの原因になりがちな、連続して同じ関節の同じ部分だけに強い負荷がかかり続けるようなこともありません。ひざや腰に不安のある方でも、安心して取り組めるプログラムです。

「そうは言っても心配」という方もいらっしゃるでしょう。そこで、ひざや腰に痛みのある方に向けて、さらに負荷を軽くした動きを動画でご紹介しています。

痛みのある人は

具体的には、関節の可動域を大きくすると痛むという方向けに、痛みやすい角度までは動かさないようにしたり、ひざに不安がある方向けに下肢の動作方向を限定したり、肩や腰への負担を減らすために両手を同時に動かす部分を片手ずつにしたりしています。

どれも安全性の高い種目ですし、続けるうちに筋肉が強化され、関節が強くなっていきます。それでも強く痛むようなことがあったら、その動きはお休みしてください。どれならできるか医師に相談しましょう。

できる人はもう1つやってみよう！

ねじストレッチ

日常生活であまりしなくなった腕のねじり動作をしっかり補える

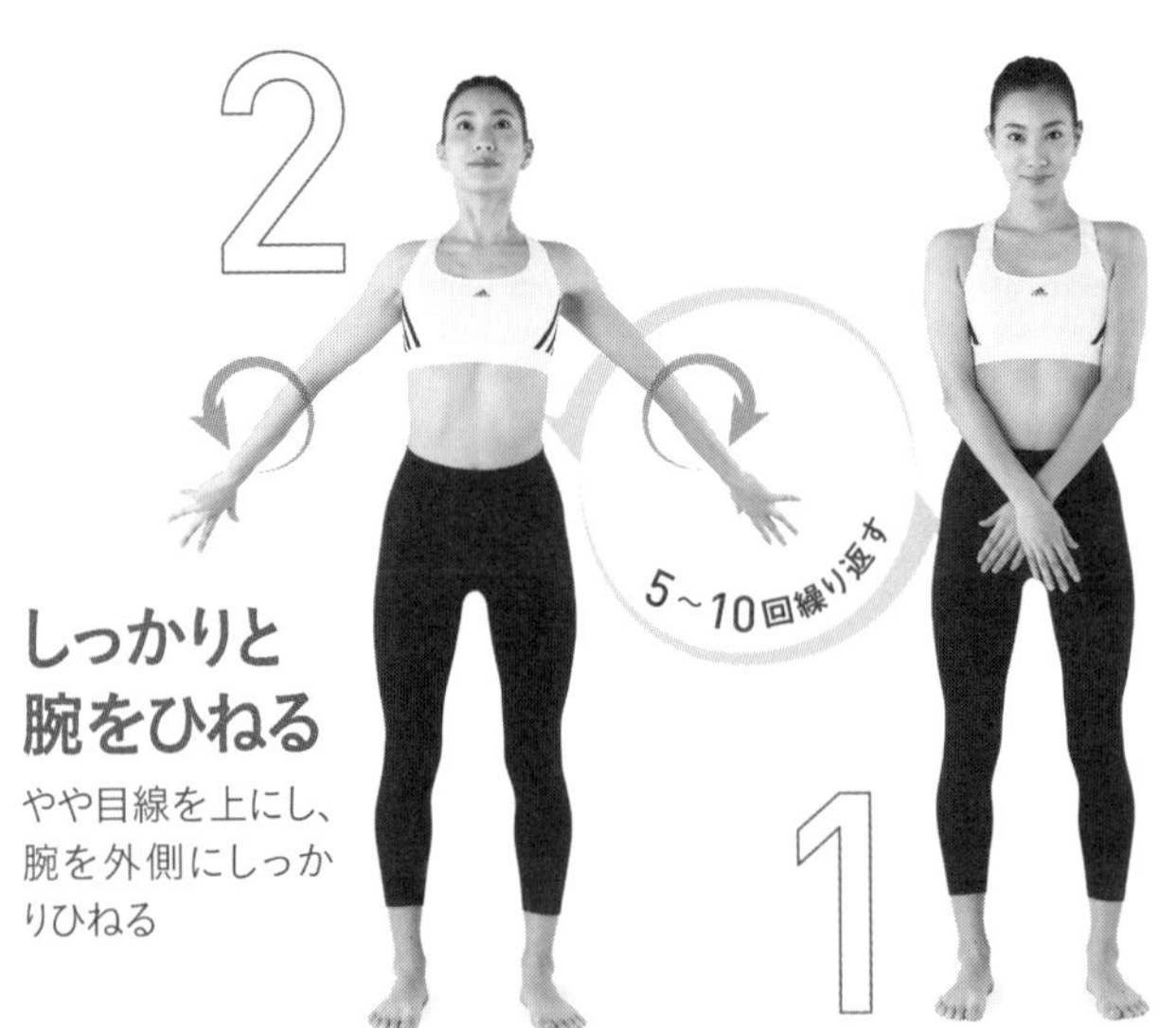

ねじストレッチ STEP 1

手首をクロスさせる

腰幅に足を開き、体の正面で手首をクロスさせる

しっかりと腕をひねる

やや目線を上にし、腕を外側にしっかりひねる

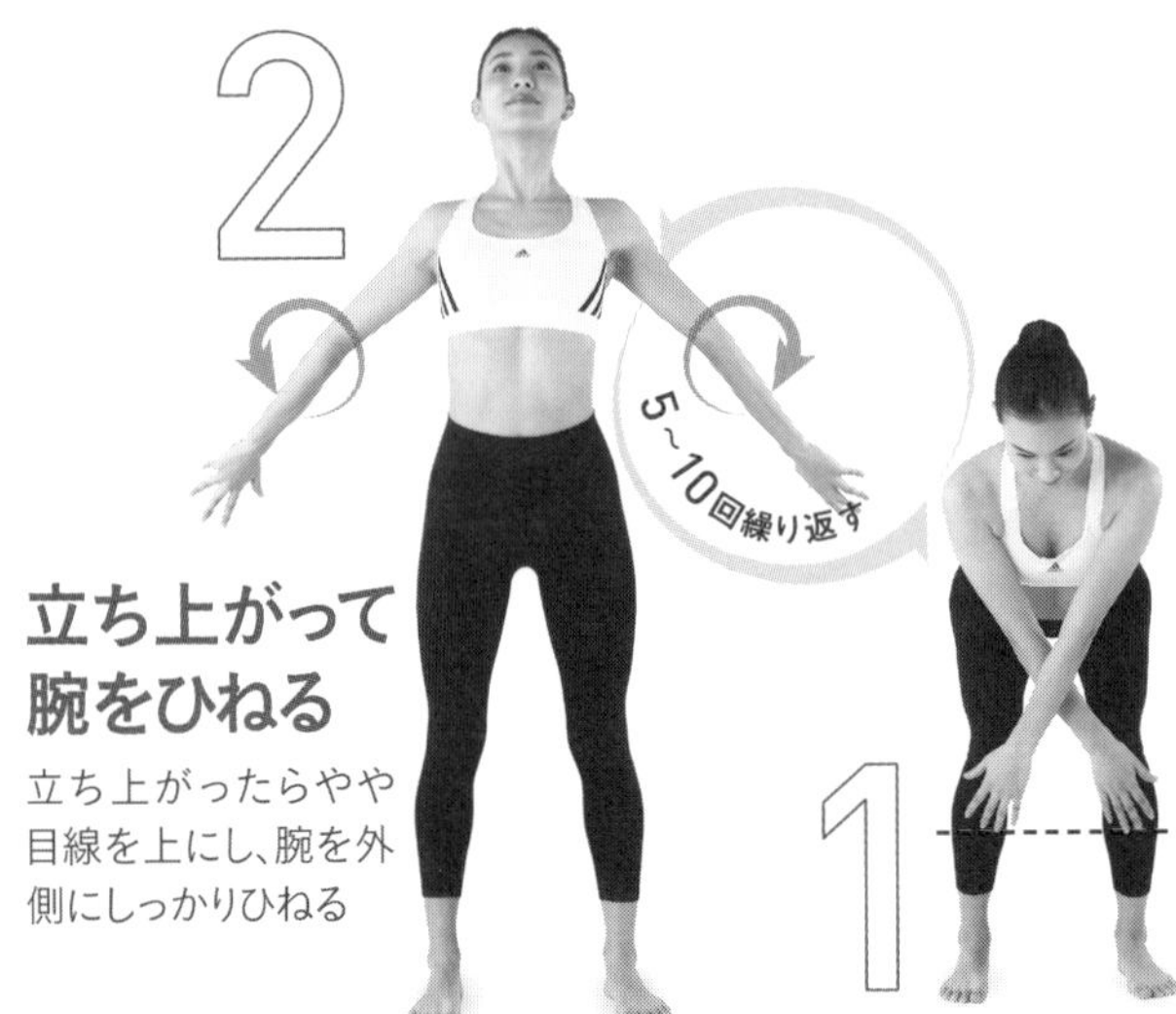

ねじストレッチ STEP 2

手をひざの前に

お尻を少し後ろに引き、ひざあたりで手首をクロスさせる

立ち上がって腕をひねる

立ち上がったらやや目線を上にし、腕を外側にしっかりひねる

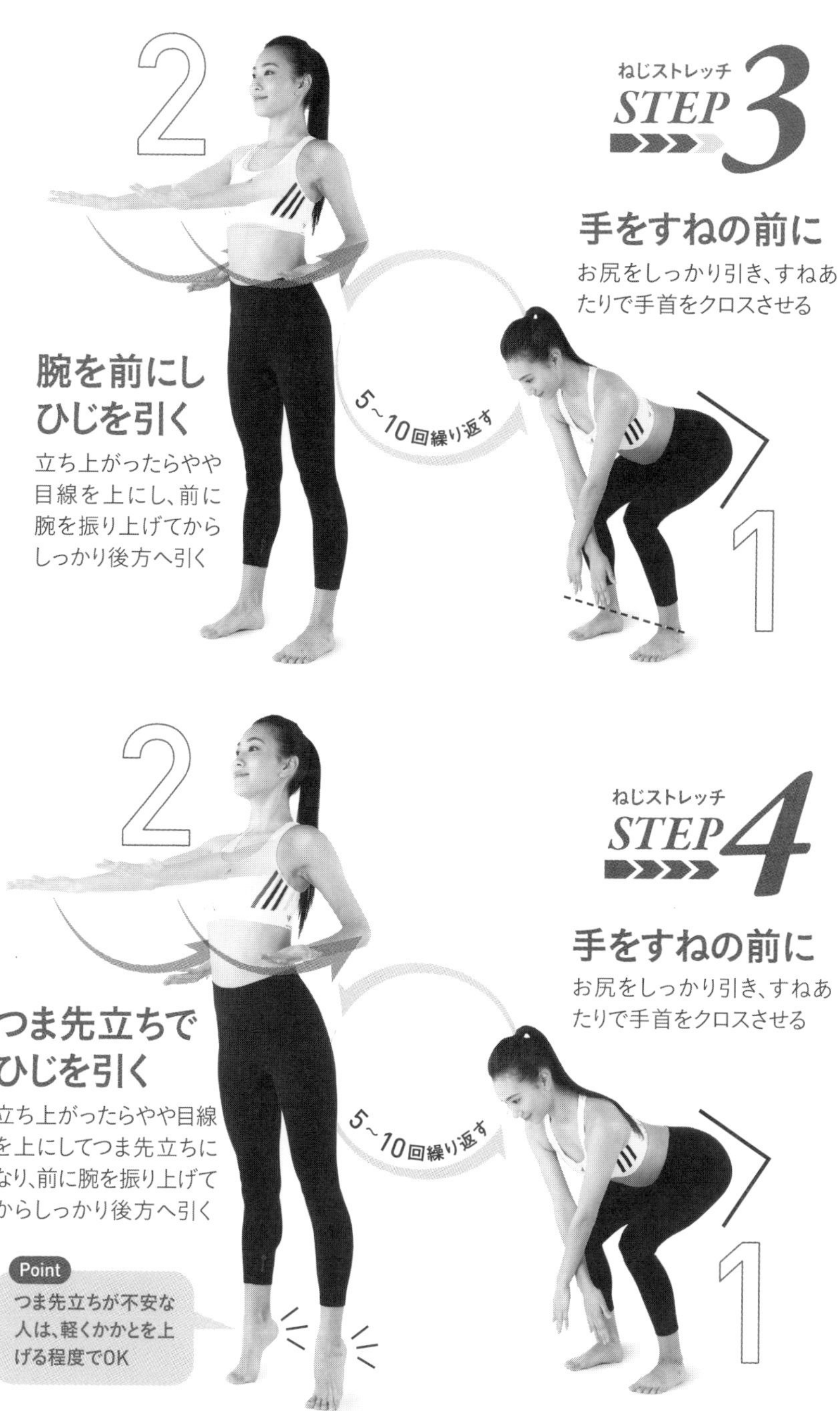

ねじストレッチ
STEP 3
手をすねの前に
お尻をしっかり引き、すねあたりで手首をクロスさせる
1
5～10回繰り返す
2
腕を前にし
ひじを引く
立ち上がったらやや目線を上にし、前に腕を振り上げてからしっかり後方へ引く
ねじストレッチ
STEP 4
手をすねの前に
お尻をしっかり引き、すねあたりで手首をクロスさせる
1
5～10回繰り返す
2
つま先立ちで
ひじを引く
立ち上がったらやや目線を上にしてつま先立ちになり、前に腕を振り上げてからしっかり後方へ引く
Point
つま先立ちが不安な人は、軽くかかとを上げる程度でOK

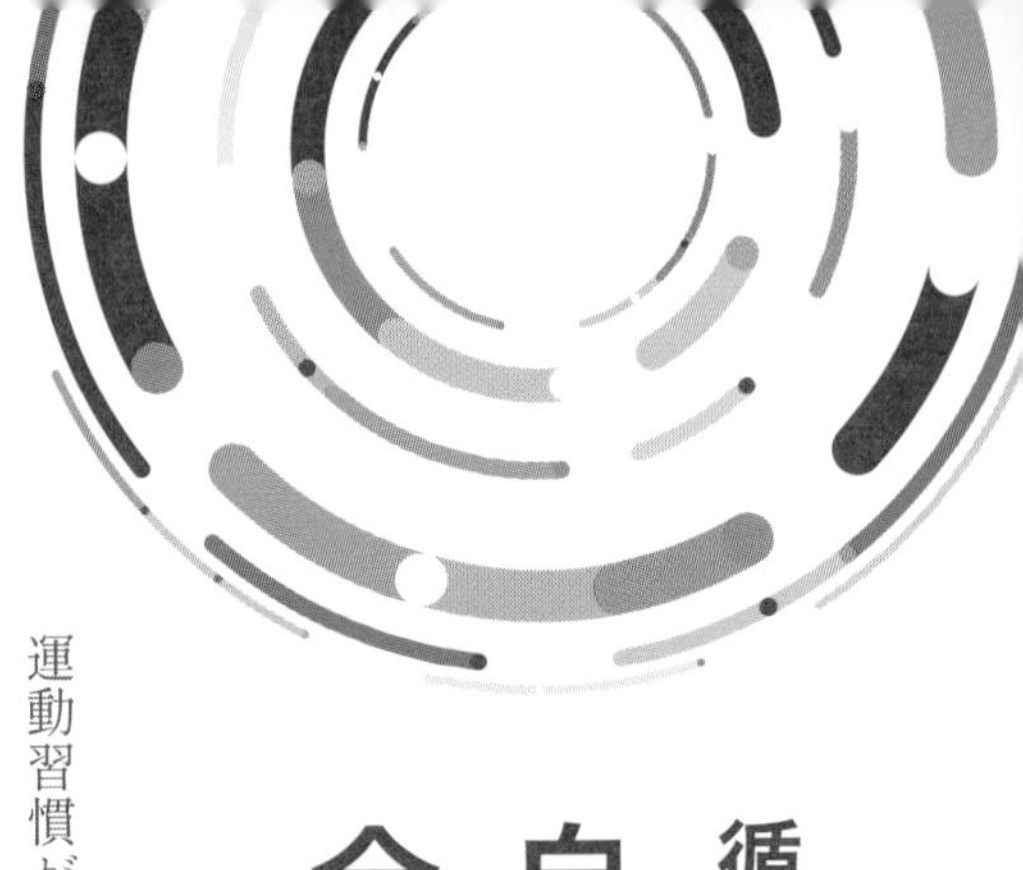

循環系ストレッチを続けるメリット❶

自宅でも短時間で全身の循環を改善できる

運動習慣が続かない理由として最も多く挙がるのが「時間がない」です。

ジムに行くにもウォーキングやジョギングに行くにも、いちいち着替えて出かけるとしたら、準備だけで10分はかかり、それだけでやる気も低下します。

循環系ストレッチは効率よく、より多くの筋肉を動かして最速で血液を循環させる運動です。思い立った瞬間、着替えもウォーミングアップもせず、人目を気にすることなく始められて5〜10分ほどで終了。ほかの運動なら着替えに使う程度の短時間で最大限に血流アップできる、まさに特効薬をイメージしたエクササイズです。

しかも、モニタリングの結果からも明らかなように、ストレッチでありながら筋肉がつき体脂肪が落ちるという、筋トレ効果も期待できます。さらに「動いていない」

部位と「動かしにくい」部位を中心に動かすため、たとえ小さな負荷でも運動習慣のない人ほどしっかりと筋肉が刺激される。だから筋肉量が増えたという結果が得られたのです。筋肉が増えれば同時に毛細血管も増えていくので、自然と巡りのいい体も手に入ります。

私のおすすめは、朝に行うこと。理由は後述しますが（P84～85）1日を元気に過ごせますよ。

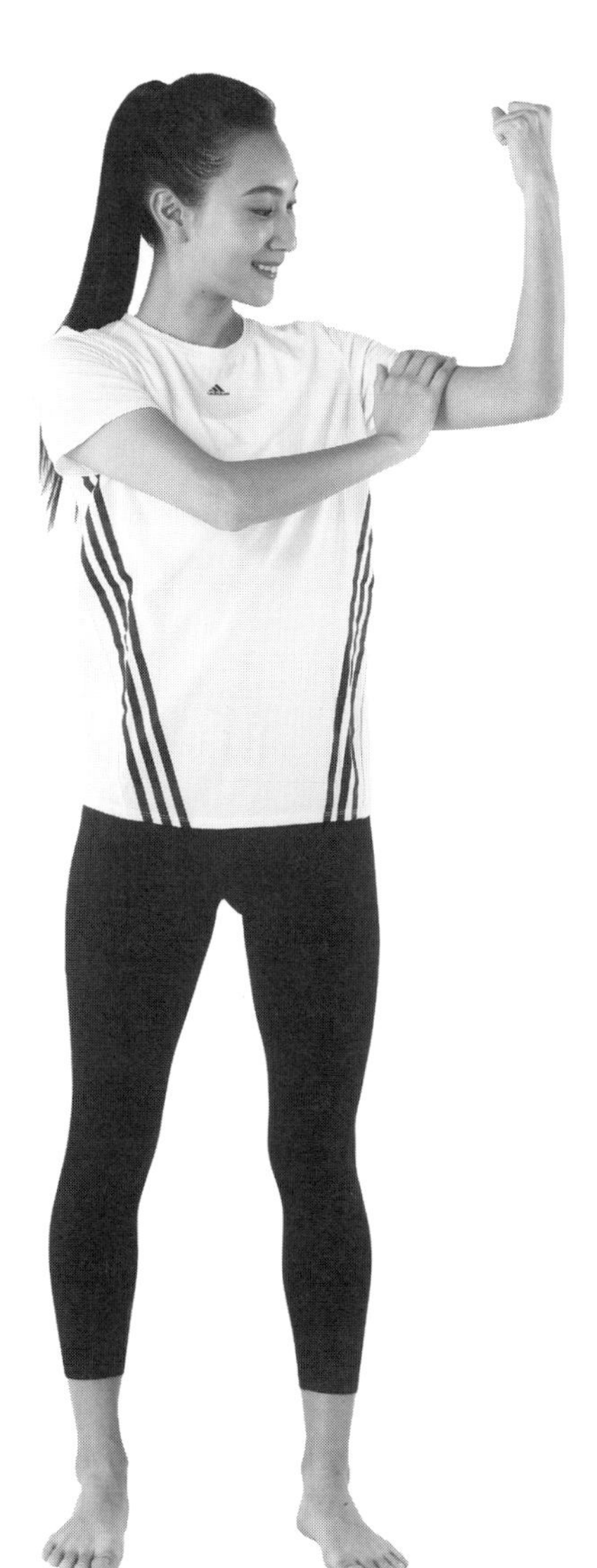

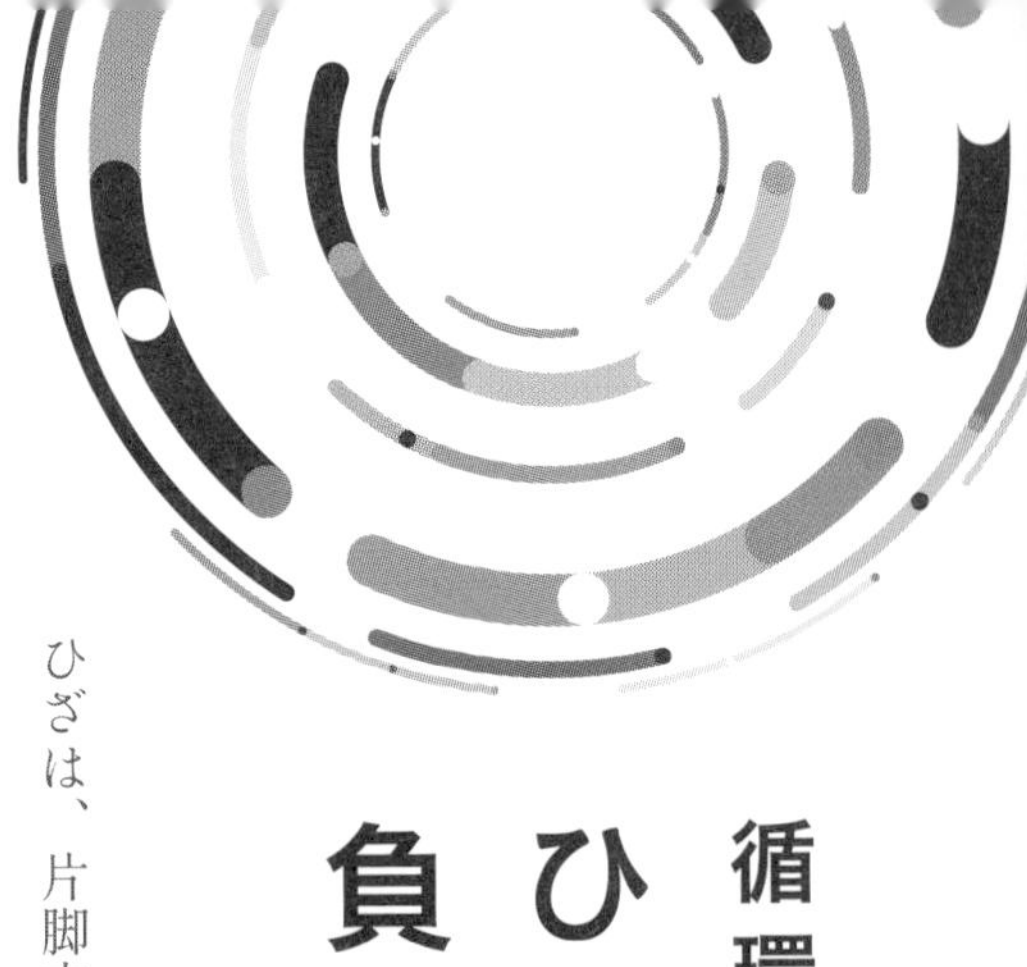

循環系ストレッチを続けるメリット❷
ひざや腰に負担がかかりにくい

ひざは、片脚立ちするだけで体重の2倍、ジャンプすると体重の6倍もの負担がかかります。循環系ストレッチはつねに両足を床につけて行うため、意外とひざに負担がかかりません。

しかも、ひざの曲げ伸ばしも小さな動きから徐々に大きくするよう構成しています。低負荷でひざの曲げ伸ばしを繰り返すと、潤滑油となる滑液が分泌されるので、むしろ関節はスムーズに動くように。安心して続けてください。

ただし、気をつけてほしいことがあります。それは、ひざ

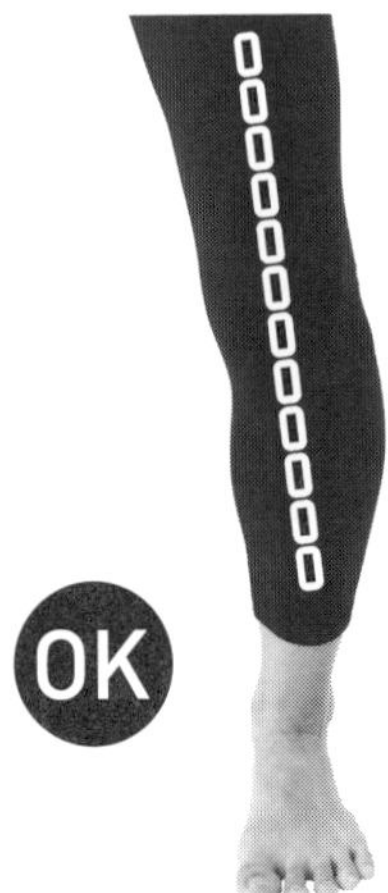

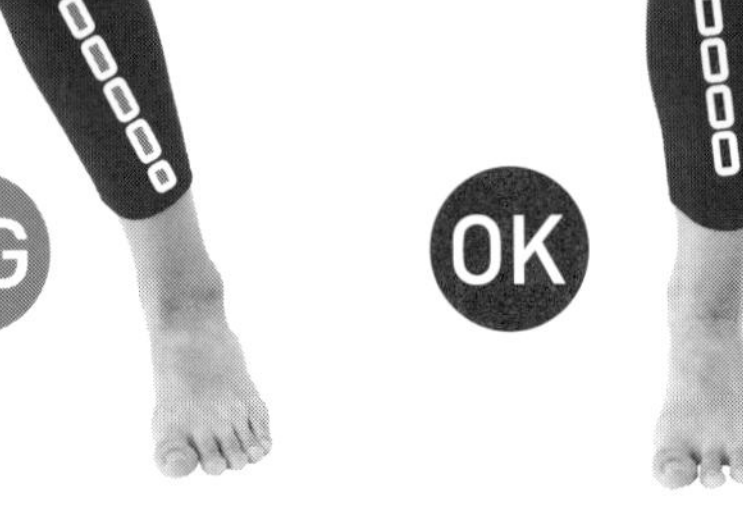

を曲げるときは必ず、ひざ頭とつま先の方向を合わせること。特に女性はひざが内側に入りやすいのですが、ひざ関節はもともと前後の曲げ伸ばしが得意な構造です。ねじったり横から負荷をかけたりすると痛める原因になります。

また、循環系ストレッチ③に上半身を反らせる動作がありますが、このとき腰が過剰に反らないよう注意しましょう。ポイントは「腰を反らそう」としないこと。胸を広げて肩甲骨を寄せるように意識すると、腰には負担がかかりにくく、うまく動けます。

それでも不安な方は、最初は動作の回数を少なくしてみてください。どの動きも10回繰り返すことを基準としていますが、3回から始めて徐々に回数を増やすといいでしょう。

3回、5回、7回……と徐々に回数を増やし、最終的に10回程度を問題なく続けられるようになるころには、もう体は変わっていますよ。

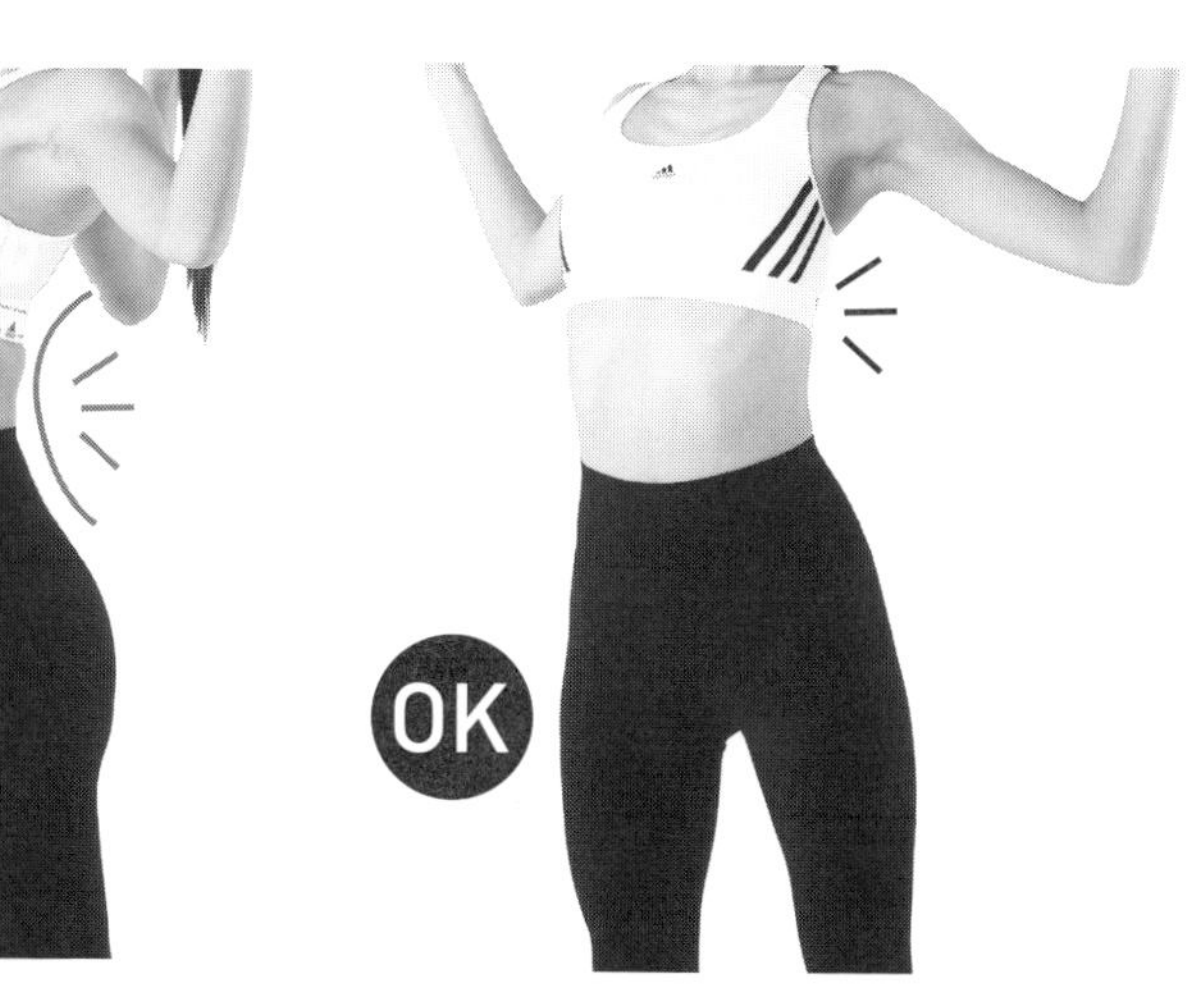

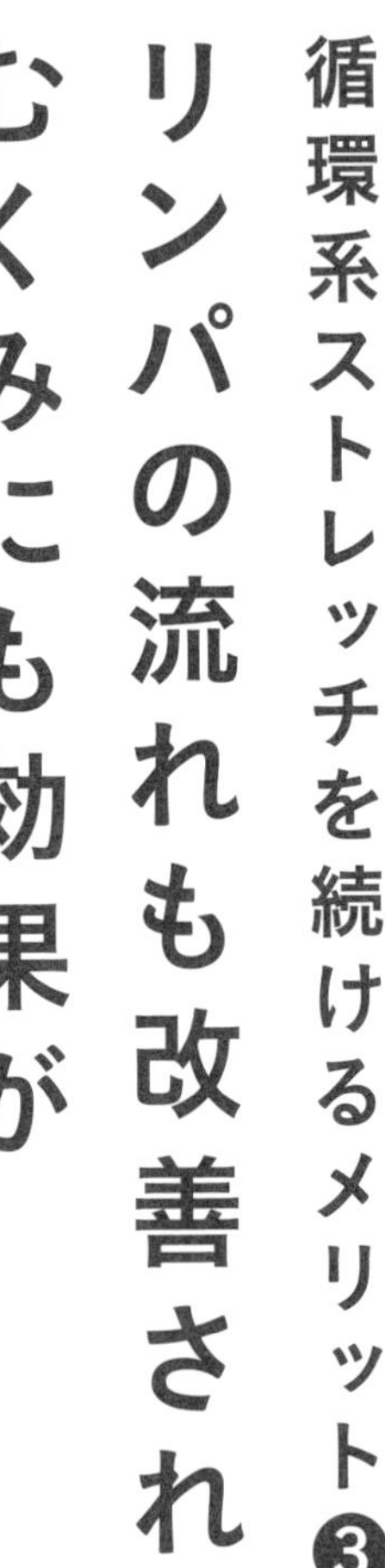

循環系ストレッチを続けるメリット❸

リンパの流れも改善され むくみにも効果が

人体には動脈と静脈という血管が通っていますが、静脈に寄り添うかたちで張り巡らされているのがリンパという体液が流れる管です。

リンパのおもな働きは、老廃物を静脈に送ること。よく「夕方になると足がむくんで靴がきつくなる」と言われますが、この「むくみ」の正体は滞留しているリンパです。

リンパも静脈を流れる血液も、筋肉が動き収縮することでスムーズに押し流されます。ただ水が上から下に流れるように、どちらも重力によって足元に溜まりやすいので、下半身の筋肉を動かすことで足元に下りたリンパや血液をポンプのように押し上げることが必要です。ところが長時間、座ったままでいるなどして下半身の筋肉が動かないと、リンパや静脈の血液が上がってこられず、どんどん滞留することに。結果

「むくみ」が生じ、脚はパンパンに張ってしまいます。

循環系ストレッチは下肢の筋肉を伸び縮みさせ続けるので、運動不足によるむくみの解消にとても効果的です。しかもウォーキングよりも多くの筋肉を大きく動かすため、パワフルに、そしてすばやく体の巡りを改善し、滞ってしまったリンパや血液を一気に押し流せるのです。

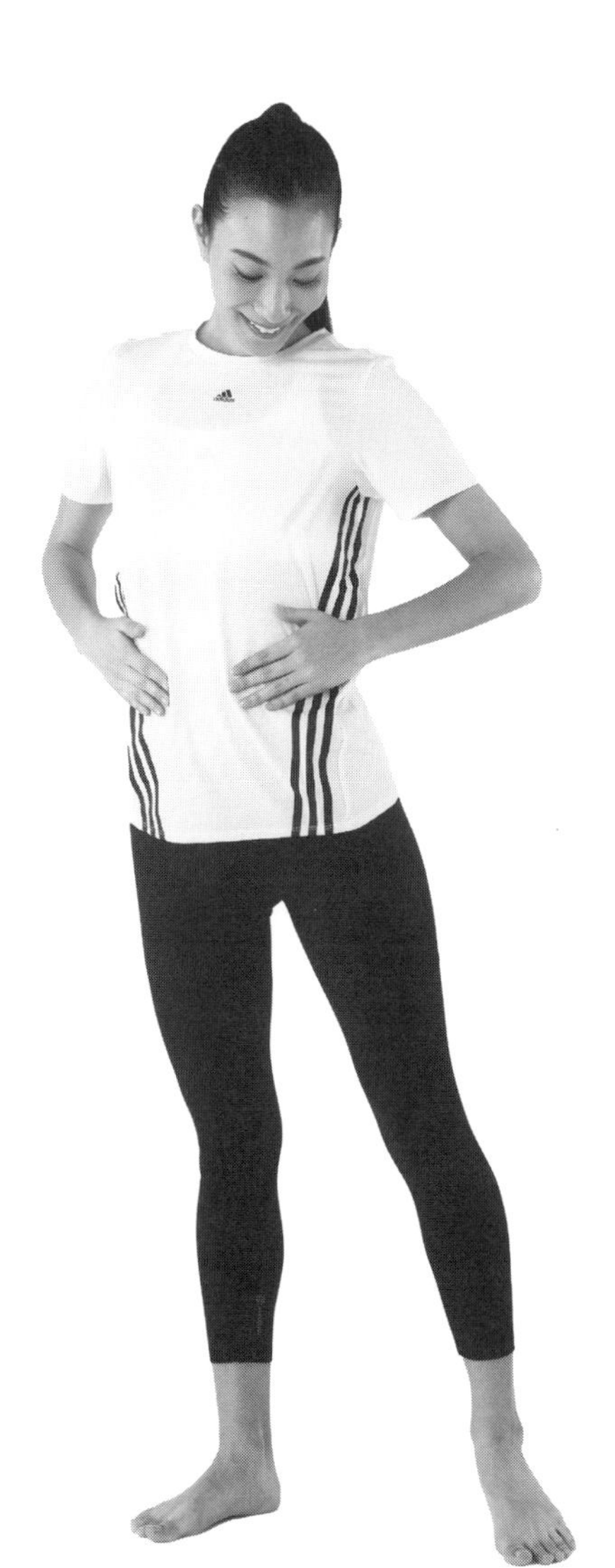

introduction

chapter 1

chapter 2

なぜ循環系ストレッチを処方したいのか

chapter 3

Medical Exercise to Improve Blood Flow

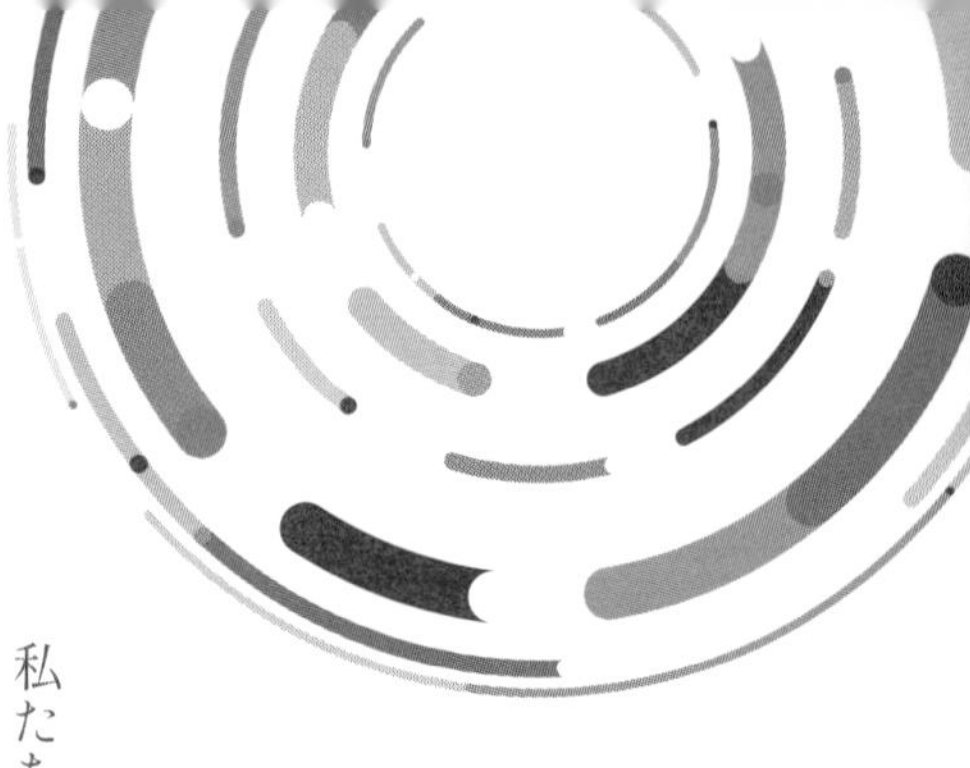

体はいつでも筋肉を減らしたがっていた？

私たち人間の体には「環境に適応する」という優れたシステムがあります。

たとえば息が切れるほど毎日走っていたら、体はその環境に適応し、１００ｍ走るのもつらかった人もフルマラソンを走れるようになる。筋トレなら、最初は５kgのウエイトを持ち上げるのがやっとという人も、適切に負荷を上げていけば１００kgを上げるのも不可能ではありません。

残念ながら逆もしかりで、運動不足の体は知らず知らず「動かなくていい環境に最適化」されています。つねに車での移動やエスカレーターを使う環境に身を置く人は、長い距離を歩いたり階段を使ったりする力を失うという適応が生じ、長時間、座って仕事をする人は座ることに適応し、それ以外が苦手な体になるのです。もし入院などをして体を動かしてはいけない状態になれば、それこそ毎日1%ずつ筋肉を失います。これは筋肉が多いと力が強くなるメリットがある裏で、体にかかる負担が増すというデメリットもあるからです。

筋肉が減ると毛細血管が激減し血流も減る

「筋肉をつけるとやせやすい」のは、筋肉を動かすと大量のエネルギーを消費するため。じつは体は、この「燃費の悪い筋肉」をつねに監視していて、隙あらば削ぎ落とそうとしています。だから動かない環境に体を置くと、それに適応して筋力も心肺機能も柔軟性も低下し「歩くのも階段を上るのもつらい」となってしまうのです。

こうして筋肉が減ると、毛細血管もごっそり減って血流が悪くなります。結果、太った、ひざが痛い、冷えるなど、さまざまなトラブルが。

「座っている」「横になっている」というラクな環境をわざわざ「体を動かす」に移行することが「疲れない」「太らない」「病気にならない」体づくりの必須条件です。

『循環系ストレッチ』は、運動習慣のない体に最低限の適度な刺激を与えられるので、いち早くポジティブな変化を実感できます。

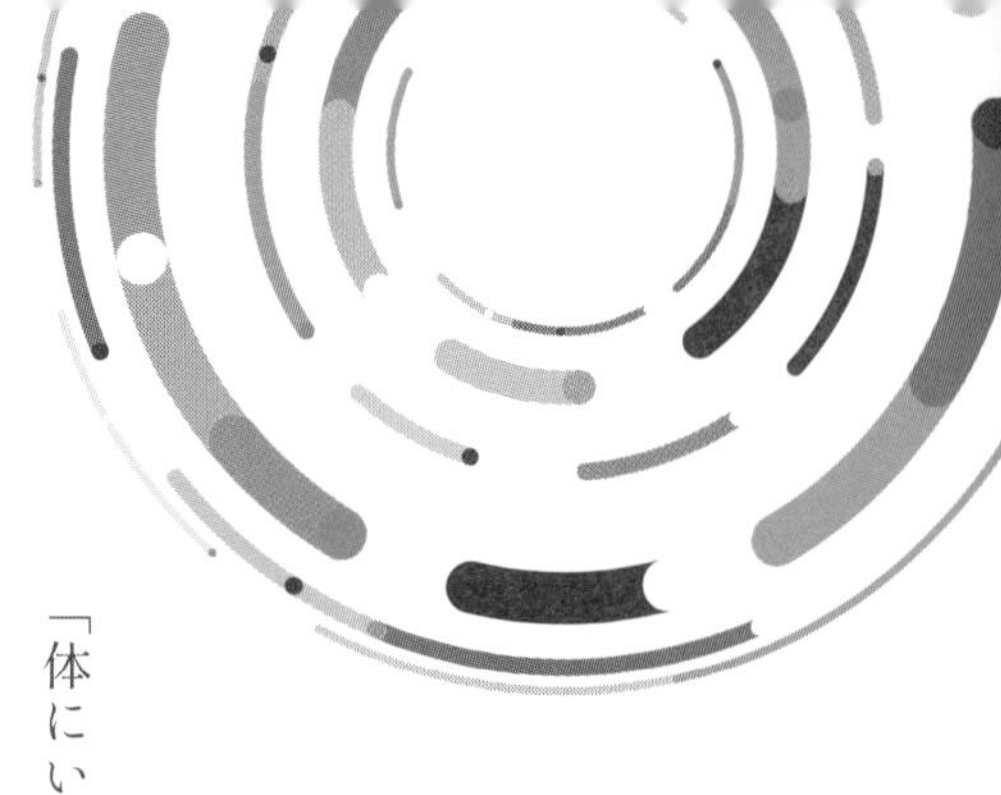

「運動が三日坊主」は当然至極のこと

「体にいいのは百も承知だけど、どう頑張っても運動だけは続かない」

こうおっしゃる方が多いのは、決して不思議なことではありません。継続の背景には、もちろんやる気や根性がありますが、じつは運動習慣のない人ほど「見えない疲労」にやられてしまうことが多いからです。

まず「柔軟性の低い人は疲れやすい」という研究データが示すように、体の柔軟性と疲労には関係があります。そして運動習慣のない人ほど体が硬いのですが、それは筋肉から毛細血管が減って血液も減るため。しっとりやわらかな食パンも乾くと硬くなるように、筋肉から血液（水分）が減ると硬くなるのです。

その状態で急に体を動かすと、硬く縮んだ筋肉や血管が強く引っ張られて強い抵抗が生じます。すると体は大量のエネルギーを消費してしまうため、知らぬまに体の中が疲労困憊状態に。

こうした体の中での反応は、運動に対する「疲れる」「つらい」といった強烈な負の感情を呼んで、体を動かしたくなくなります。だから三日坊主になる人が多いのです。でもご安心ください。柔軟性の問題は徐々に改善されますし、循環系ストレッチは自然に可動域を広げるため「見えない疲労」問題は生じにくいですよ。

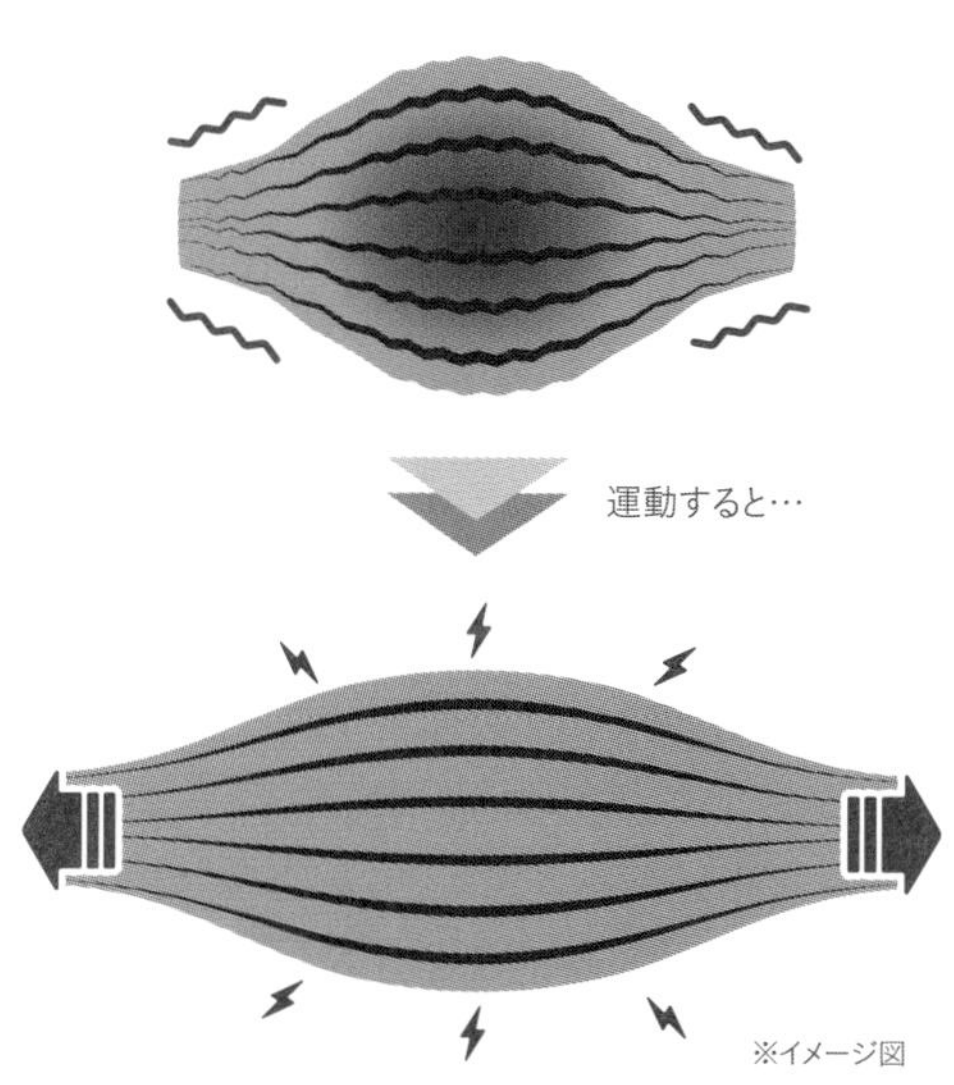

運動不足の縮んだ体を動かすのはつらい

活動量の低下が常態化すると、体はそれに最適化して筋肉が拘縮。すると運動をするたびに引き伸ばされる筋肉はエネルギーを大量に使うため疲労感が増す。疲れは運動への意欲を削ぎ、筋肉はますます拘縮するという悪循環に

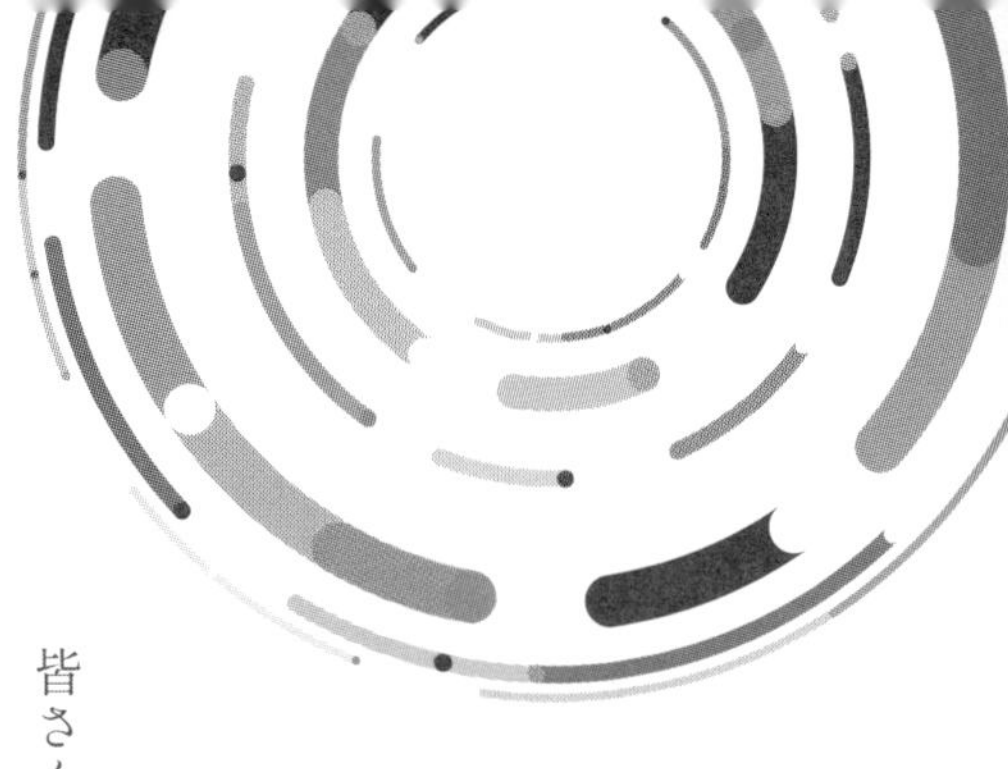

世界一よく座る日本人は体幹が固まりやすい

皆さんはご自身が1日に何時間座っているか、ご存じですか。

ＩＴ化が進む現代社会では、世界中で座位時間が増加しています。なかでも日本人は世界一座る時間が長いというデータがありました。世界の平均値は8時間なのに対し日本は10時間（世界の中央値は約5時間で日本の中央値は約7時間）だそうです。

座る時間の長い人は、下半身の関節や筋肉を大きく動かす時間が削られます。すると血液やリンパを心臓に還流させるミルキングアクションの回数が激減するため、足元から血流が低下。全身の血流が悪くなり脳の血流まで低下します。もちろん肩甲骨・脊柱・股関節も動いていないため固まっていき、待っているのは日々の不調です。

さらに筋力や体力の低下が続くと、疲れが抜けにくい状態になります。

私はデスクワークの日は30分ごとのタイマーをセットし、立ち上がって体を動かす習慣をつけました。2、3時間座りっぱなしだと、腰や脚がだるくなったり肩まわりが張ったりするからです。この感覚があるのは私に運動習慣があるからですが、座る生活に適応しすぎた人は何も感じずに不調を抱えるおそれがあります。まずは連続した座位時間を減らして、不調解消への第一歩を踏み出しましょう。

座りすぎが寿命を縮める

総座位時間（時間／日）	0-4	4<8	8<11	>11
ハザード比	1.0（基準値）	1.02（0.95-1.09）	1.15（1.06-1.25）	1.4（1.27-1.55）

Van der Ploeg et al. Arch Intern Med. 2012

1日8時間座っている人は死亡リスクが上昇する

オーストラリアの研究では1日8時間以上座っている人は糖尿病や心臓病のリスクが高まり、死亡率が上昇するというデータが。11時間以上座っている人は、4時間以下の人と比べ40%も死亡率が上がる

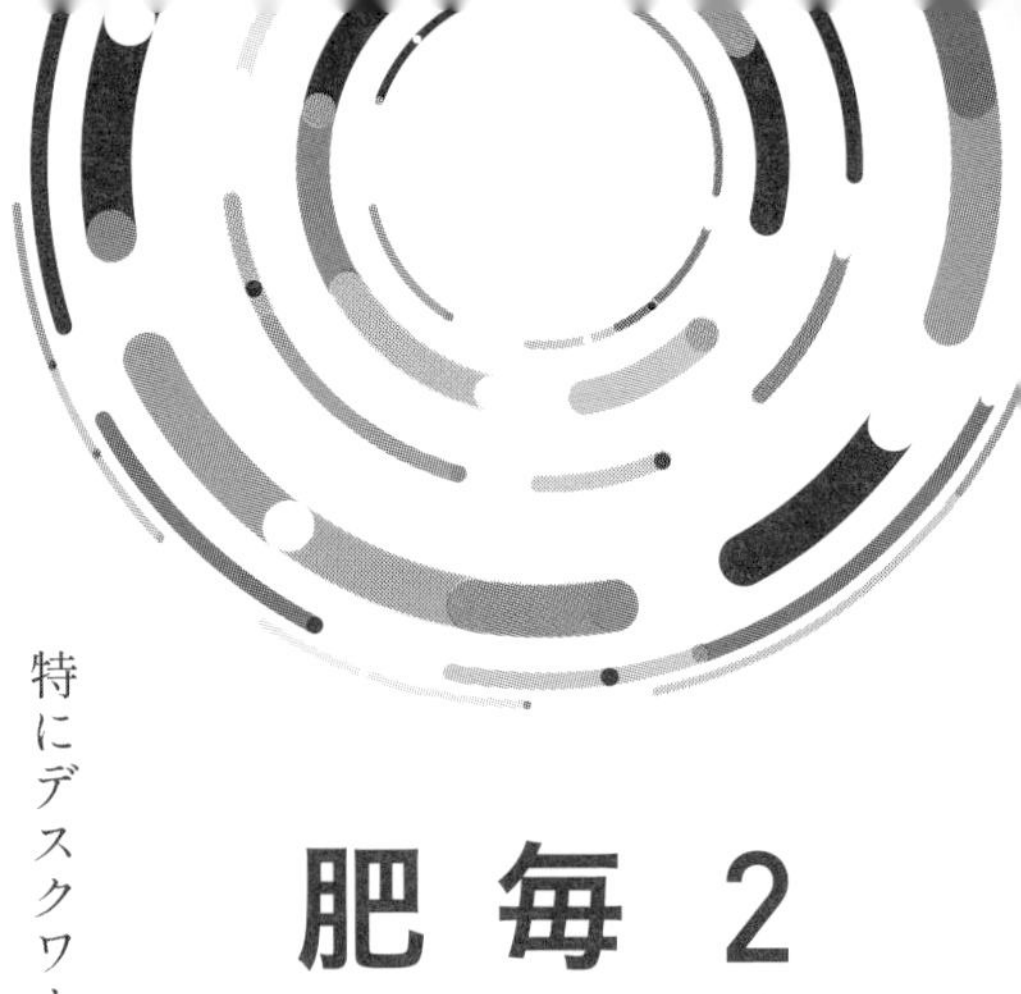

2・5時間座るごとに毎日350kcal分の肥満リスクが

特にデスクワーカーの方にはつらい話ですが、2・5時間長く座ると350kcal分肥満リスクが増すと言われるほど、肥満と座位時間には密接な関係があることがわかっています。企業では肥満や疾病リスクを考え、立ったまま作業できる昇降式のデスクを導入したり、スタンディングデスクのスペースを設けたりと、立ったまま仕事ができる環境づくりに取り組むようになりました。

本書の監修者である田畑医師によると、以前は肥満傾向のある生活習慣病患者への医師の声掛けは「有酸素運動をしましょう」が定番だったそうです。しかし最近では運動するのはハードルが高いと感じる患者さんが増えたからか「座りっぱなしを減らしましょうね」と声掛けをするのだとか。循環系ストレッチは、そういう方に「薬より効く」をめざして考案した運動なので、ぜひ実践していただきたいと思います。

もし「私は毎日足が棒になるほど立ち仕事をしているから大丈夫」とお考えの方がいたら、残念なお知らせです。立ち仕事では、脚を中心とした筋肉に負荷が集中するため強い疲れを感じますが、ほかの部位はあまり動いていません。むしろ、脚がむくむほど、血流は滞っているのです。

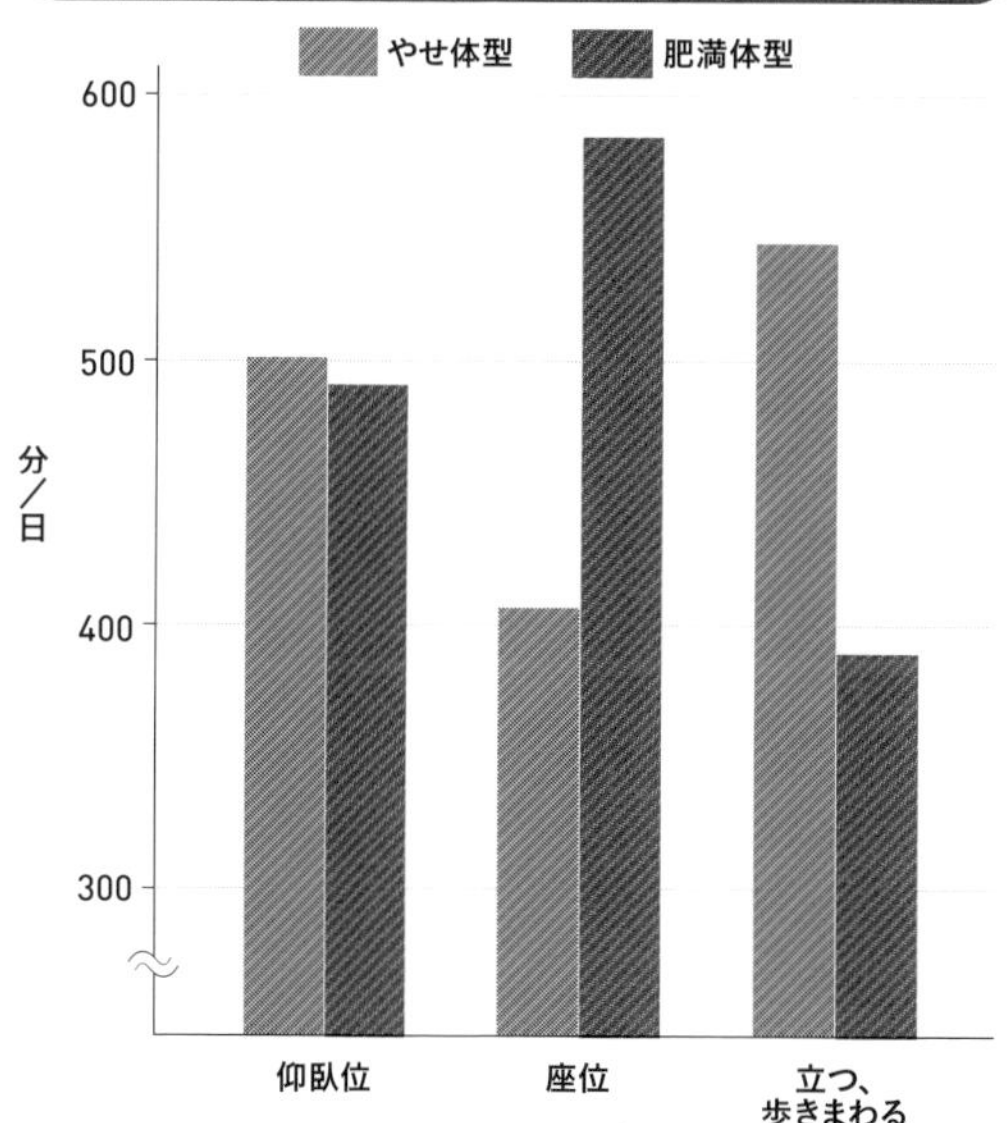

James A Levine et al. Science. 2005

座る時間の長さがやせ体型と肥満体型を分ける

肥満者は、非肥満者と比べ1日あたり150分ほど座っている時間が長く、非肥満者はそのぶんの時間を生活活動に費やしている。その差は1日あたり350kcalにも相当していた

なぜ寝起きから疲れていて気力が湧かないのか

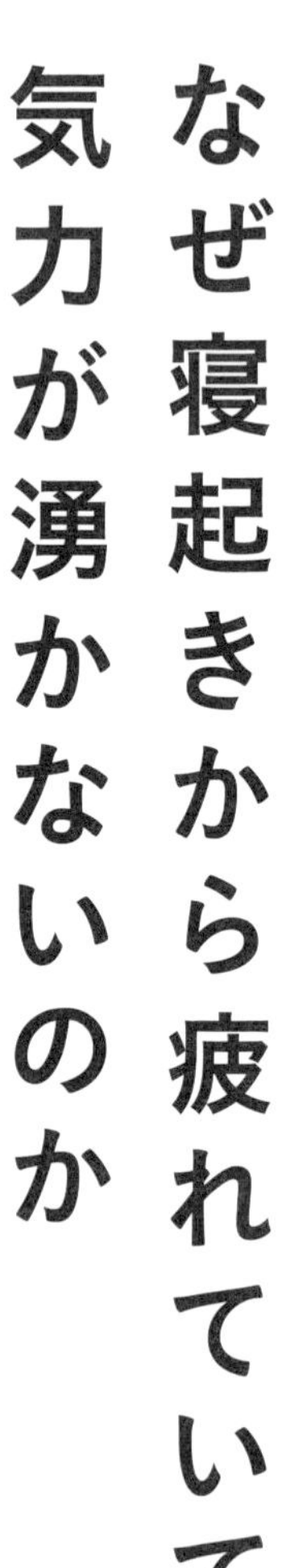

　年齢を重ねるにつれ「寝起きから疲れを感じるようになった」あるいは「若いころは寝れば復活したのに……」と嘆くようになる方が増えます。しかし、これを「生活習慣は変えていないから老化」と決めつけていたら、そこから抜け出せないどころか衰える一方に。では、なぜ朝から疲れていたり気力が湧かなくなったりするのでしょうか。

　就寝中は寝返りを打つことはあっても、基本は横になったまま。体を大きく動かすことはありません。しかも筋肉が圧迫されて長時間過ごしている状態です。そのため血流が悪くなり、全身がうっ血したかのようになります。

　普段から全身の血流がよく血管も健康なら、就寝中に血流が低下しても復活できるでしょう。しかし日常生活で血流を増やす機会もなく毛細血管も減っていると、就寝中の血流低下すら体に重くのしかかります。だから起きた瞬間から疲労感があったり、腰や肩、首などにこりや違和感が生じたりするわけです。

そもそも人間の体は、ボタン一つですぐ明かりがつく照明などとは違います。副交感神経優位から交感神経優位に替わることで心拍数が上がって全身に血液が巡り、体温とエネルギーレベルが上がっていく。こうして心身ともにきちんと動き始めます。血流の低下は、このステップを阻害するのです。

本当につらいときはエナジードリンクより血流アップを

血流がよくなる循環系ストレッチを行うと、就寝中に滞った血流を促し、疲労感やこりのもととなる発痛物質なども一気に排出。体や脳を活動させるためのスイッチが入るため、起き抜けや午前中など1日の始まりにピッタリの運動です。

もし慢性疲労や気力の衰えを強く感じているなら、エナジードリンクやサプリメントを飲むのではなく、体を動かして血流を上げましょう。まずは衰えた体を回復させることが何よりも大切です。それを実現する方法は、全身をしっかり動かして栄養素や酸素がたっぷりの血液をしっかり巡らせること以外にありません。

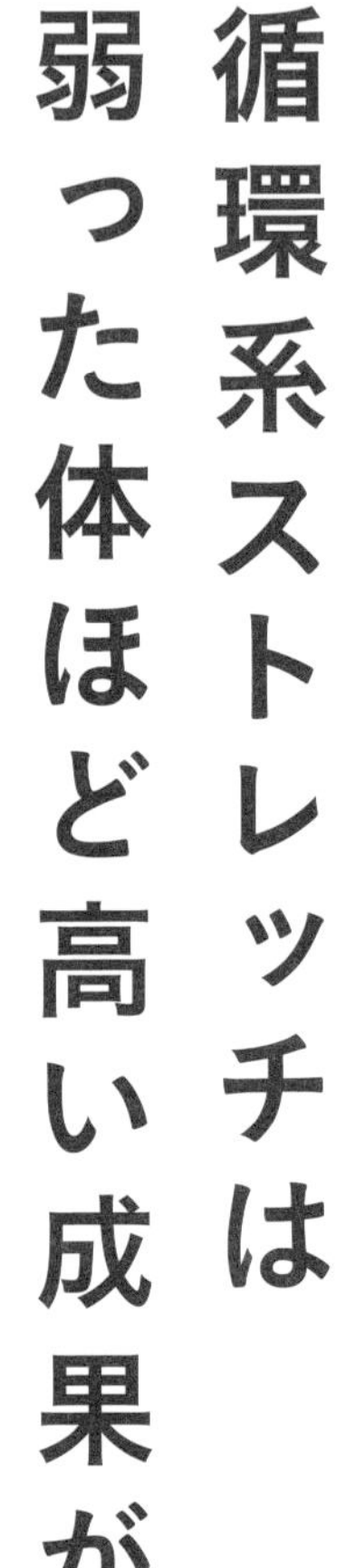

循環系ストレッチは弱った体ほど高い成果が

本書の冒頭でもご紹介したように、田畑クリニックに通われている患者さんにご協力いただいた循環系ストレッチのモニタリングでは「運動習慣がなく、どちらかというと体力が低下している方のほうが高い効果を得やすい」という結果が出ました。データからもわかるように、まったく運動をしていなかったというモニターの方々には筋肉量だけでなく骨密度まで増えた方もいて、逆に体脂肪は減っています。これらの結果は、私自身も狙っていなかったものだけに相当な驚きであり、また発見となりました。

というのも循環系ストレッチは「動的ストレッチ」にカテゴライズされるエクササイズなので、強度が低く、筋トレやダイエットほどの効果を期待できないという認識だったからです。おそらく全身の血流を改善するために最低限加えた下半身の動きが、筋力アップや体脂肪の燃焼につながったのでしょう。

この結果からわかるのは、何かしら疾患を抱えていたモニターの方々は日常生活での活動量がかなり少なかったということです。これは運動習慣のない人、つまり、あまり活動的でなく血流が低下している人ほど、多くのポジティブな変化が期待できることを意味します。

10分ほどの「ほんのりキツい」が体をバージョンアップさせる

モニタリングの記録には「すぐ汗が出た」というコメントが散見されました。おそらく最初は、皆さんにとって慣れない動きを繰り返すため「ややキツい」と感じられたのでしょう。しかし、それを続けたことで体の機能は健康的にどんどん高まり「気持ちいい」「スッキリする」というコメントをいただくようになりました。

循環系ストレッチは、うまく利用すれば「筋トレはキツいからやりたくない」という方でも続けられる程度の負荷なのに、体は確実に変わっていくという新しいエクササイズです。

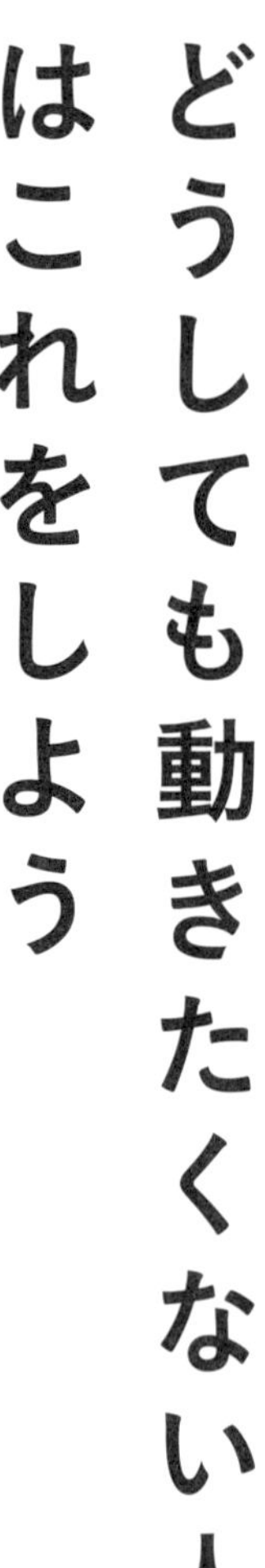

どうしても動きたくない人はこれをしよう

ここまで、血流を増やすことが不調や突然死を遠ざけるうえでいかに大事か、それを短時間で最も効率的に実現する循環系ストレッチがいかに魅力的かをお伝えしてきました。「それでもやりたくない」あるいは「やりたくない日がある」という方、いらっしゃいますよね。とっておきの方法をご紹介しましょう。

それは交代浴です。交代浴は文字どおり、お湯の浴槽と水の浴槽に交互に入ります。水に入ると、全身の筋肉や血管が冷たさで一度にキュッと収縮して血流を制限し、次にお湯で体を温めると筋肉はゆるんで血管は拡張。血液が一気にドッと流れるようになります。これは温度差を利用して筋肉のポンプ作用を働かせる入浴法で、すばやく高い効果が得られるという特徴が。「スポーツマッサージのような疲労回復効果が期待できる」と、体のケアに余念のないアスリートも愛用する入浴法です。

唯一の難点は、浴槽を複数備えた家は多くないということ。もし、近くに水風呂のあるサウナやスーパー銭湯などがあるようなら、ぜひお試しください。

交代浴よりは効果が落ちますが、シャワーと浴槽を使えば自宅でも温冷刺激は可能です。やり方をご紹介しておきましょう。ただし心臓や血圧に疾患がある方、寒冷蕁麻疹のある方はできません。他疾患のある方も、医師に相談のうえ実践してください。

自宅で実践！

冷

交代浴のポイントは、冷やす倍の時間、温めること。最初に体を洗う、軽く湯に浸かるなど、ある程度、体を温めてから始める。まずは30秒～1分、冷水シャワーを足や腕にかける

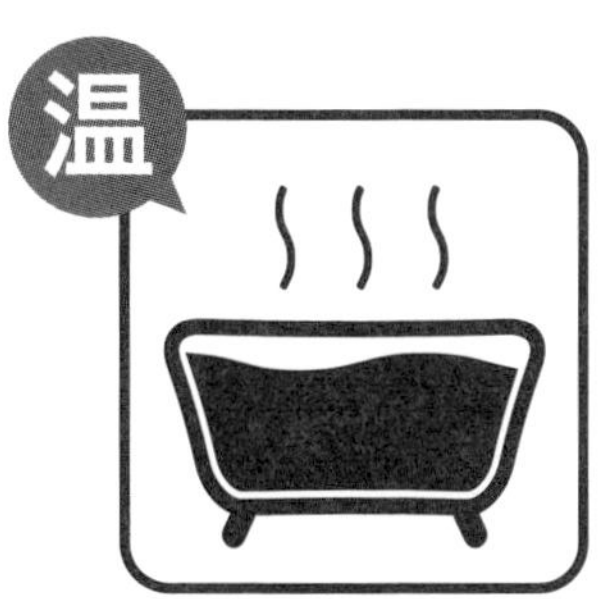

次に2～3分、肩まで温かい湯船に浸かる。これを5～10セット繰り返す。サウナなどで行う場合は、水風呂に1～2分、湯船に2～4分浸かることを目安に

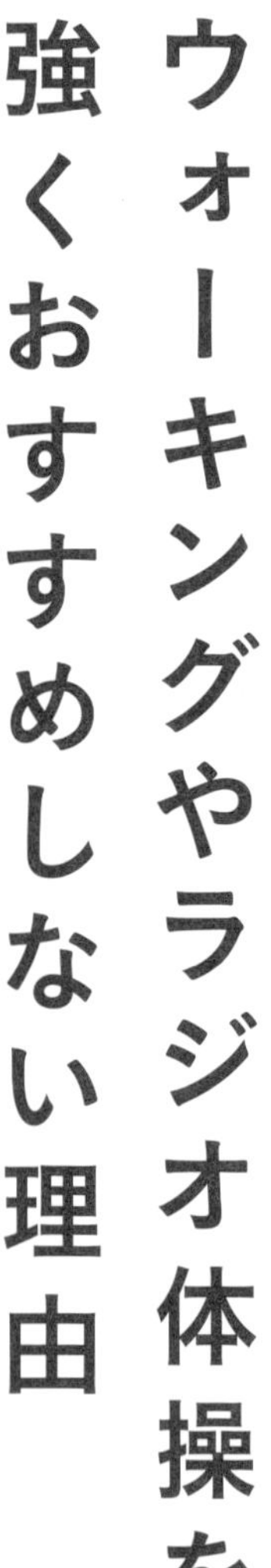

ウォーキングやラジオ体操を強くおすすめしない理由

ウォーキングやラジオ体操は運動経験や体力の有無を問わず、誰でも、すぐに始められる代表的な全身運動です。しかし「効率よく短時間で全身の血流を増やし血管を強くする」なら断然、循環系ストレッチがおすすめです。

その理由をご説明しましょう。

まずウォーキングは、使われる筋肉の数は多いものの、よく動く部位と、ほとんど動かない部位が混在するという欠点があります。たとえば姿勢を維持するために背中の筋肉も働きますが、脚に比べると動きはかなりかぎられてしまう。また単一動作を長時間繰り返すと、筋肉量の少ない人ほど、よく動かす部位に集中する負担が増すため、あまり長く続けると股関節やひざを痛めるリスクも生じます。

ラジオ体操は、約3分間とは思えないほど動きのバリエーションが豊富です。しかし同じ動作の繰り返しが少ない。10回、20回と繰り返す循環系ストレッチと比べると、狙った筋肉の血流を増やして血管を強くする効果は下がります。

自宅でできる運動としてヨガも人気ですが、そもそもヨガの目的は精神修行。全身の血流を短時間でアップさせられるとはかぎりません。

運動は何をするかより「何が目的か」で選ぼう

循環系ストレッチは、下半身はスクワットやランジのような動き、上半身も前後、左右、そしてひねりなど、さまざまな動作をミックスしてあり、腕まで大きく動かします。このように、できるだけ多くの筋肉を大きく動かすことで、すばやく効率的に血流を促す効果が。かつ動かす部位を変えていくので、ケガのリスクも最小限です。

もちろんウォーキングやヨガがダメということではありません。ただ、せっかく時間を費やすなら目的にかなった運動を選び、効率よく、最大の効果を得たほうがいいですよね。ウォーキングやヨガがお好きなら事前に循環系ストレッチをするのもいいと思います。どの動作もスムーズになり健康効果も上がるでしょう。

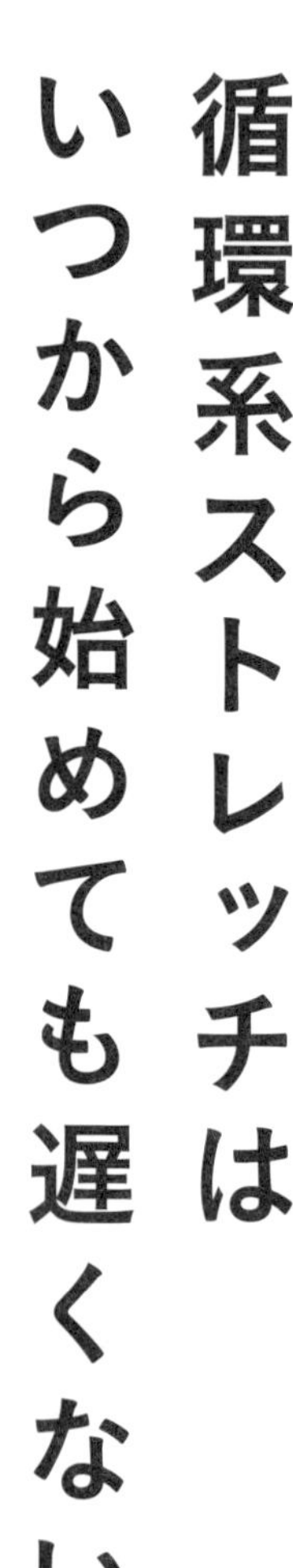

循環系ストレッチはいつから始めても遅くない

私の祖母は98歳のときに肺がんと診断されました。しかし数年経ってもがんは進行せず「生きていけるならまわりに迷惑をかけたくない」とトレーニングを始めます。その原動力には「介護を受けたくない」「自分はまだできるはず」という強い気持ちがあったのでしょう。

ベッドの上で両脚を上下させたり、スクワットをしたり、ちゃんと咀嚼して飲み込めるように口の力を向上させたり。おむつを使いたくないと骨盤底筋のトレーニングまでしていました。

その結果、１００歳を超えているとは想像もつかないほど生き生きとした表情で若々しい状態に。久しぶりに私に会ったときにも、自慢げに片脚スクワットを20回やって見せてくれました。

人はトレーニングを続ければ、何歳になっても筋肉がつくし体は変わる。これは科学的に実証されていることです。その事実を、１００歳の祖母の変化という形で目の当たりにしたことで、私自身もより真実味をもってクライアントさんやメディアに伝えられるようになりました。

寝たきりからでも１００歳からでも体は変えられる

祖母は１０４歳で天寿をまっとうしましたが、１００歳からでも発揮された人体の潜在能力に心から感動しました。人は環境に適応する力がある、と本章の初めにお伝えしましたが、その力は何歳になっても皆さんの体に備わっています。

循環系ストレッチにチャレンジしたモニターの方々から当初「息が上がってちょっとキツい、でも頑張ればできます」という声を多数いただきました。じつは、この「ちょっとキツい」運動こそ、ある意味で薬以上に体を元気に強くするのです。

80代でも90代でも筋肉はつくし、血管も元気になります。年だから、運動が苦手だから「自分には無理」とあきらめず、自分を信じて始めましょう。

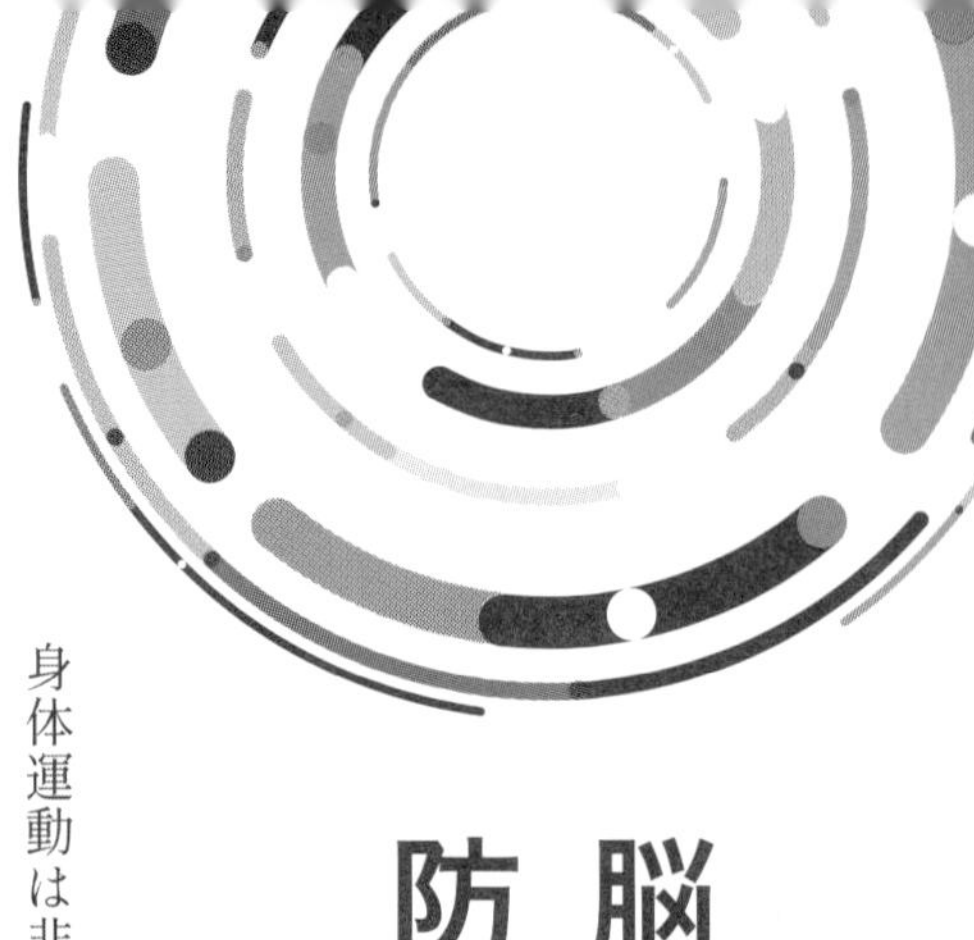

脳を活性化し衰えを防ぐには運動しかなかった

身体運動は非常に複雑で、脳のさまざまな領域を使います。その難しさはテクノロジーが進歩した経緯から見ても明らかです。

たとえば電子計算機であるコンピュータは、20世紀にめざましい進歩を遂げました。いまや人々の生活のあらゆる場面で、その技術は活用されています。

しかし人間並みの運動能力を持つヒューマノイドロボットAtlas（アトラス）が話題になったのは、つい最近（２０１８年）のこと。これは現代のテクノロジーをもってしても、人間同様あるいはそれ以上の動きをコンピュータで制御しロボットで実現することの難しさを、あらわしているのではないでしょうか。

呼吸を続けながら体を動かす有酸素運動をすると、脳の血行はかなりよくなり、多くの酸素と栄養素が脳に行き渡ります。また、頭を使いながら運動をすることで、より多くの異なる脳の領域が活性化するというメリットも。

つまりウォーキングのように単一動作を繰り返す運動よりも、ダンスや体操のように、複数の部分を動かしたり次々と異なる動きを行ったりする運動のほうが、脳の活性化には適しています。

有酸素運動こそが最強の認知症予防法

週2回運動をしていた人としていなかった人では、運動をしていた人はアルツハイマー型認知症が起こるリスクが半分以下になると言われています。また有酸素運動をすると、記憶の司令塔と呼ばれる、脳にある海馬の神経細胞が増えていくという研究も。全身の血流がしっかりと増える循環系ストレッチは、脳の活性化にも最適と言えるでしょう。

最後に、脳の血行をよい状態に保つには毎日、刺激を与えることが重要です。クロスワードや数独などを楽しむのも賛成ですが、それだけでは不充分。ウォーキングが無理なら、ぜひ10分程度で終わる循環系ストレッチを取り入れてみてください。

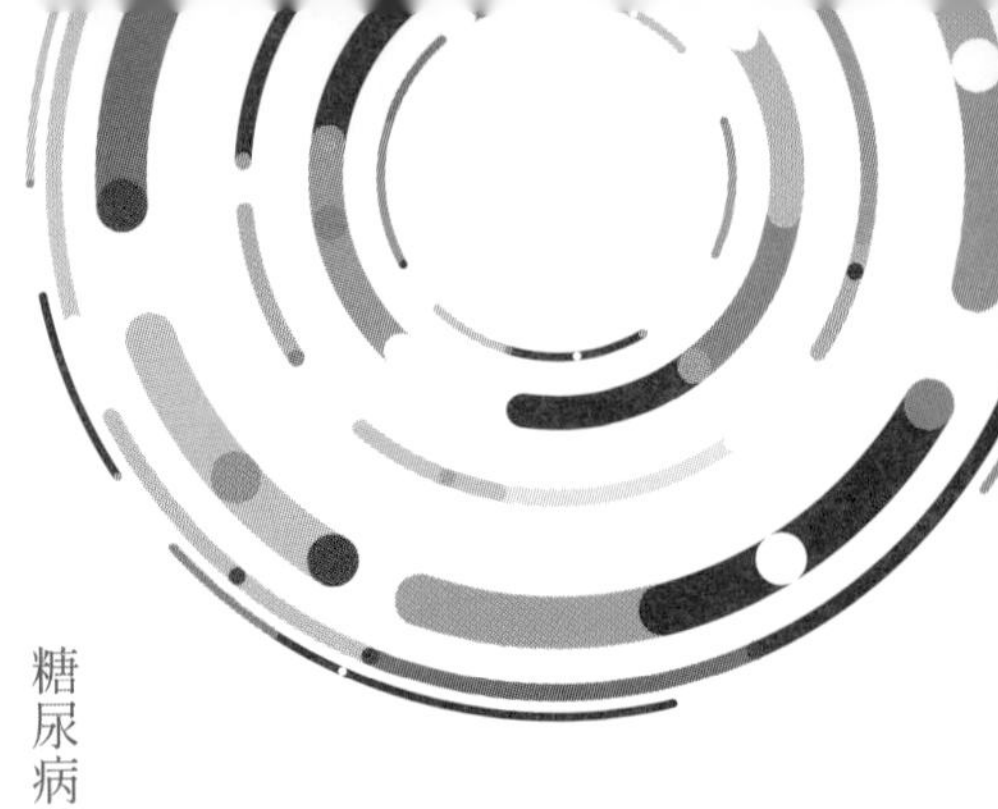

なぜ「運動してください」としか医師は言わないのか

糖尿病診療における運動療法の現状を示した全国調査に「適切な指導者がいないことが運動療法指導を阻む要因」との言及がありました。運動指導の状況は「医師より指導を受けた」が52％に対し「指導を受けたことがない」は30％と結構な割合です。逆に医師が運動療法を指導する際の問題点として「充分な時間が取れない」「適切な運動指導者がいない」が挙がっています。

この状況で、まず私が生活習慣病、あるいは未病で運動指導を受けていない方に実践してほしいことはシンプルです。筋力トレーニングで最低限の筋肉量を維持すること、そして少し息が弾むくらいの強度の運動で心肺機能を高めること。これは命を守るために最も大切な習慣です。

運動が弱った体にポジティブな変化をもたらすことは、多くの研究結果でも明らかになっている確固たる事実。だから多くの医師が「運動してください」と言うのです。

東京都医師会からも運動指導の依頼が

病院の運動指導が広がっていないことを実感したのは『医師に「運動しなさい」と言われたら最初に読む本』（日経ＢＰ）を出版したときでした。ありがたいことに版を重ね、「医者には運動しろと言われるけれど、何をしたらいいかわからなかったので、ありがたかった」などの反響をたくさんいただき、多くの人が実際に運動のやり方で困っていることを知りました。

さらに、東京都医師会から認定スポーツ医の更新研修の講演依頼が来ました。テーマは「患者さんに運動を継続させる方法」そして「患者さんと運動指導者をどうやって結びつけるか」です。そこで「あぁ、医師もどうやったら患者さんに運動習慣を身につけてもらえるか悩んでいるのか」と知りました。

では、なぜ運動が続かないのかというと、いちばんの理由は「大きな変化を感じられないから」だと思います。

私は長年、早稲田大学のエクステンションセンターで運動指導を続け、そこでは講座の名称に「ストレッチ」とつけて循環系ストレッチを紹介してきました。この講座名だと「ストレッチだからラクだろう」「筋トレではないならキツくない」と考えたのか、大勢の方が受講してくださいます。

実際はストレッチをしてから、少し息が弾むような運動をしてもらいますが、それでも「だまされた」とお怒りになって講座をやめた方はいません。

人は「ごほうび」なしの苦行は続けられない

人の意志は弱いもので、嫌いな運動を修行のように永遠に続けないといけないと思った時点で心が折れてしまいがちです。そこに楽しさとか心地よさとか、気持ちよさが感じられないからです。

この問題の解決策の一つが「体が変わった！」という達成感を得ること。体が変わると続けるモチベーションになり、楽しさにもつながる。これまで私の講座に参加し体を変えた方々が笑顔で継続されていることが、その証明です。

運動によるポジティブな変化は、実践し継続さえできれば誰でも得られます。しかし、それに必要な体の変化を最小限の労力で得るには、やはり個々に合ったメニューが必要。そのためには、病院にも適切な運動を処方できる運動の専門家が必須ではないかと思うのです。

すべての正解を医師に求めるのは間違い

病院に運動の専門家がいなくても、医師なら体のことは何でも知っているから大丈夫、と思う方は多いのですが、そうとはかぎりません。全身の筋肉名を言えない内科医もいましたし、ひじの手術のスペシャリストだけれど肩は診られないという方もいました。専門領域が異なれば、わからないことがあるのは当然です。そもそも、あまりに多忙な医師に運動指導まで求めるのは酷な話かもしれません。

ですから患者さんのことを真剣に考えてくださっている医師が、運動指導をどうすればいいかと悩まれる気持ちはよくわかります。

だからといって「ジムに行きなさい」ともなかなか言えないはずです。そのジムのトレーナーが、不調に悩む高齢者に適した運動指導をできるとはかぎりません。そういう患者さんは何かしら疾患を抱えていますし、高齢者の骨はもろく関節の可動域や

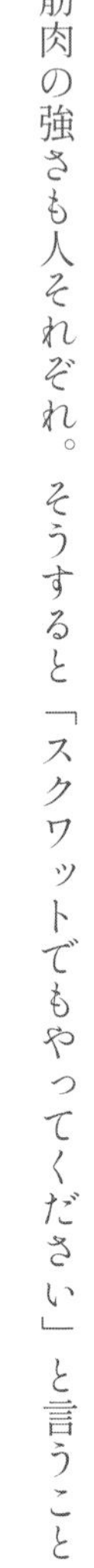

筋肉の強さも人それぞれ。そうすると「スクワットでもやってください」と言うことになるのです。

私が理想とするのは、医師とトレーナーが連携できる環境です。

患者は、まず医師の診療を受ける。診察室にはカーテンで仕切られた向こうにトレーニングスペースがあり「運動したほうがいい」と診断された患者は、その場で移動します。そこで適切な運動を処方され、指導も受けられる。田畑クリニックでは、すでに実現できていることです。

患者を健康に近づけた医師が評価されるしくみを

医薬分業というシステムがあるように、病院内で「医療」と「運動」をそれぞれの専門家が患者に提供できたら、どんなにすばらしいことかと思います。

ちなみに医師が運動指導を実施しない理由として、専門医で68%、一般内科医では64%が「診療報酬に反映されない」ことを挙げています。運動を推進したところで診療点数、保険点数がもらえるわけではない。忙しいなか運動指導に時間をかけるよりも、薬を出したほうが保険点数につながる、というわけです。

そう考えると、薬を出せば病院の経営が成り立つというシステムから、患者を服薬から離脱させられたら保険点数がたくさん出るというしくみに変えるぐらい大胆な改革を行わないと、生活習慣病に苦しむ人を減らすことも社会保障費を減らすことも難しいのかなと感じています。

服薬から離脱する環境をつくったドクターが経営的にも最も報われる。そんな、患者さんにとっても最高の環境をつくることが、おそらくいちばん大切なのではないでしょうか。

introduction

chapter 1

chapter 3

血流の悪い体は血管が弱り疾病リスク大

Medical Exercise to Improve Blood Flow

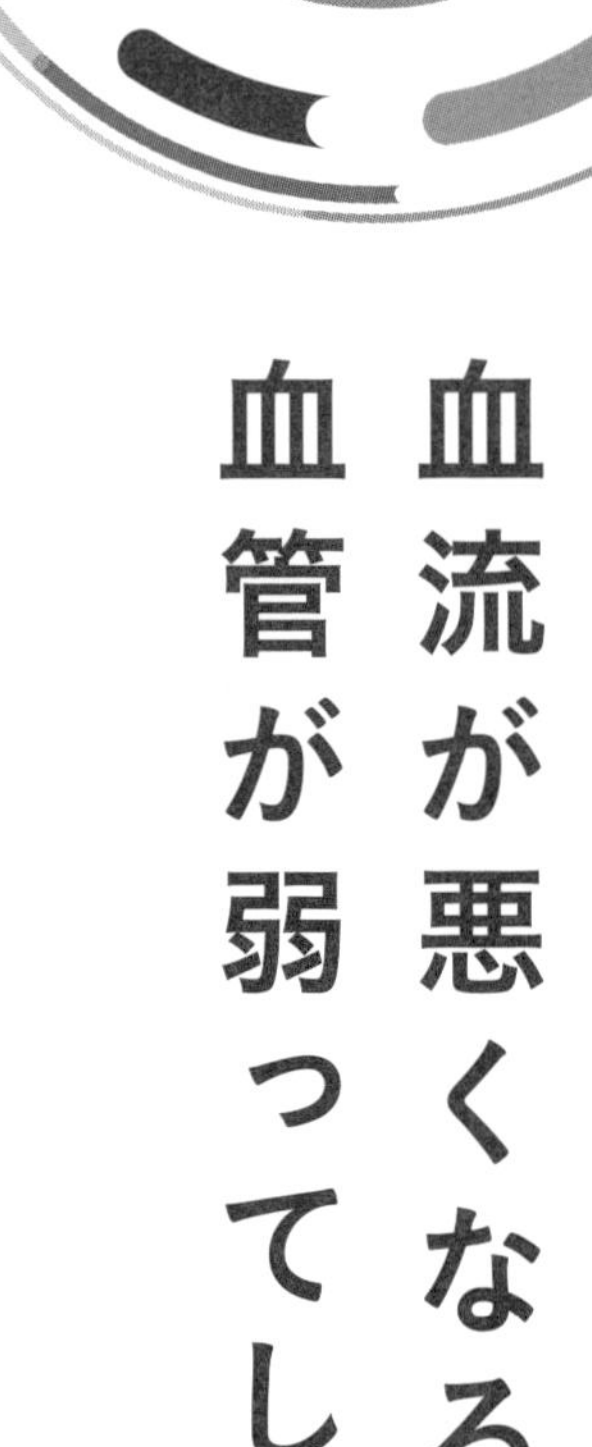

血流が悪くなると血管が弱ってしまう

前章まで、血流を増やすことが体にとってどれほど重要で、最も効率よく全身の血流をアップさせられる『循環系ストレッチ』がいかに有用かをご説明してきました。

「それでも体を動かすのは……」「重い腰が上がらない」という方のために、血流が悪いままでいることに、どれほどの危険があるかをお伝えしていきます。

キーワードは「血管が弱る」です。

10代のみずみずしくやわらかい肌が加齢とともに硬くなるように、残念ながら血管も加齢とともに硬く、もろくなります。それを一気に加速させるのが生活習慣です。

食事や活動量に難があると内臓脂肪が溜まり、血糖値やコレステロール値が上がり血流が悪くなります。血液が糖や脂質まみれになると、動脈硬化が進行。高血糖や高血圧、脂質異常症なども悪化するでしょう。

もしも対策を講じないと、体のインフラである血管はボロボロになり、自覚症状がないまま病は進行します。そして突然、心筋梗塞や脳梗塞で倒れる、……といったことになるのです。たとえ死に至らずとも、後遺症で体が動かなくなれば生活の質はグッと下がります。「体の自由が利かないのに数十年も長生き」は望ましくない、とお考えの人も多いのではないでしょうか。

こうした生活習慣病は、一つ発症するとドミノ倒しのように勢いがついて、あっというまに生死にかかわる病態へと突き進みます。

これが「メタボリックドミノ」と呼ばれる現象です。

死へのドミノ倒しをいかに止めるか

健康寿命を延ばすために必要なのが、できるだけ初期段階でメタボリックドミノを止めること。血流の改善を目的に考案した循環系ストレッチは、モニタリングの結果にもあるように血管・血液に関する数値の改善が見られ、死へのドミノ倒しを止める有効な手段の一つであることが確認されました。

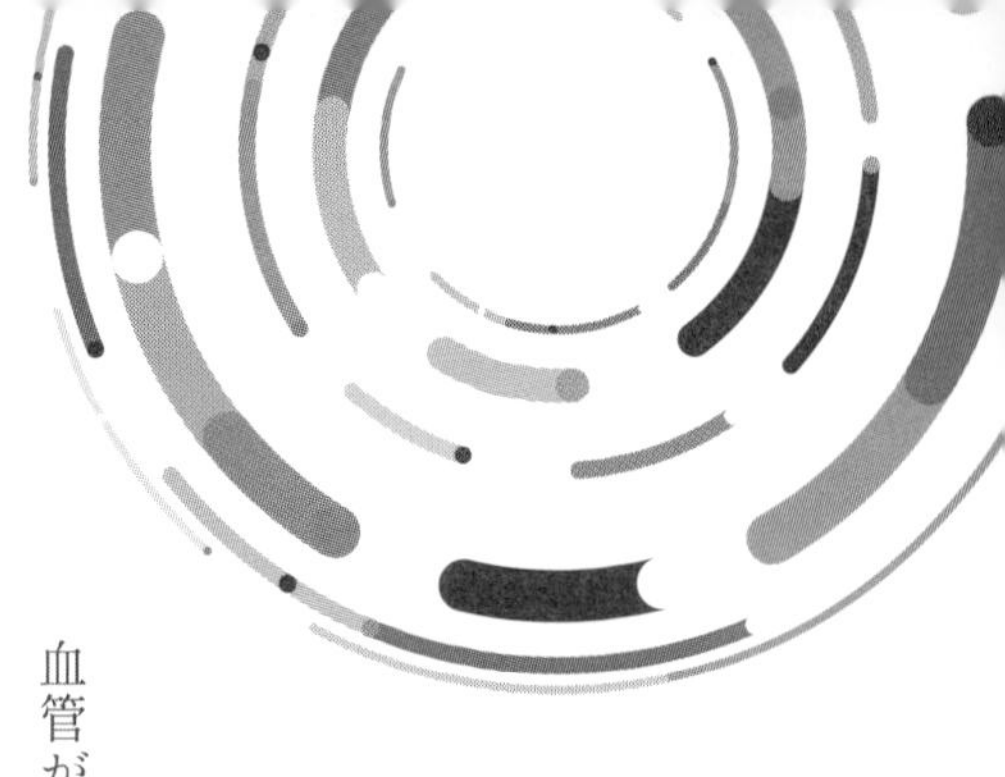

血液が糖や脂質まみれだと血管は劣化

血管が硬くなり弱くなる現象について、もう少しくわしくご説明しましょう。

動脈硬化は、血管の内膜に炎症が起きて、少しずつ傷が広がったり深くなったりすることから始まります。その要因が、血糖や悪玉コレステロール、中性脂肪の多いいわゆる「ドロドロ血液」。粘性の高い血液は血管の内壁を傷つけながら流れ、血管では「かさぶた」ができたりはがれたりを繰り返して内壁を硬く厚くします。

血管が硬くなり血管の内壁が分厚くなると、血管の内径が細くなるため血流は悪化。硬くて細い血管に無理やり血液を送り出すことになった心臓には負担がかかり、血管が詰まったり破れたりするリスクが増大します。だから血液がスムーズに流れる、しなやかでやわらかい血管を取り戻すべきなのです。

排水溝に汚れや残飯だけ流し、きれいな水を流したり掃除したりせずにいるとドロドロ状態になり悪臭を放ちます。血管もそれと同じ。きれいな血液を循環させないと汚れがこびりついて硬くもろくなる、ということを肝に銘じましょう。

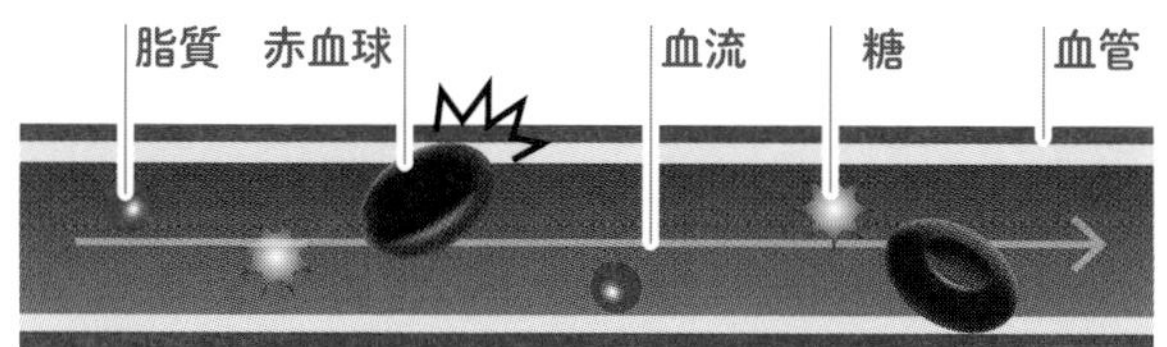

糖や脂質が多いと内膜に傷が

血中に糖や脂質が多いと、高血圧や脂質異常症、糖尿病の要因となるいわゆるドロドロ血液に。粘性の高い血液は、血管の壁を傷つけながら流れていく

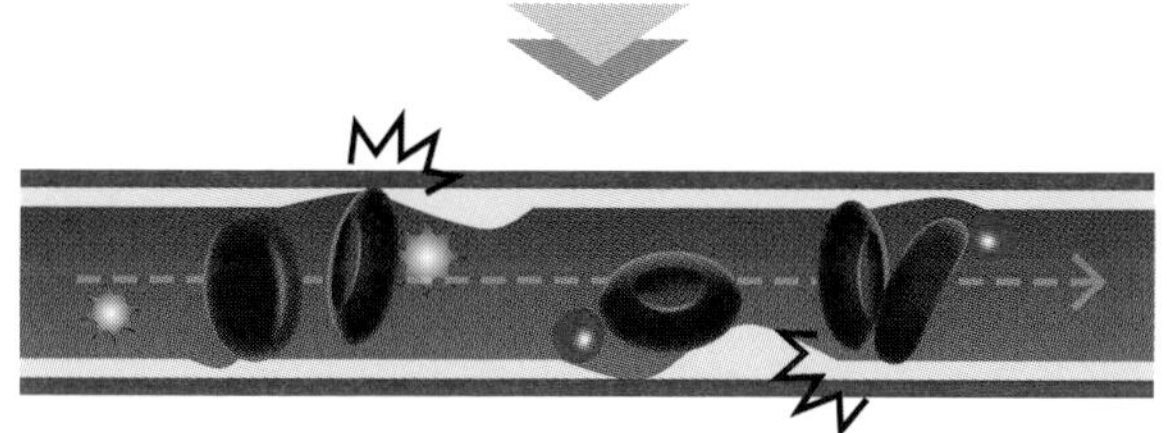

血管は硬くなり肥厚していく

ドロドロ血液によって傷ついた血管の内壁には、かさぶたが。繰り返し内壁が傷つけられると血管は硬く厚くなっていき、動脈硬化が起きる

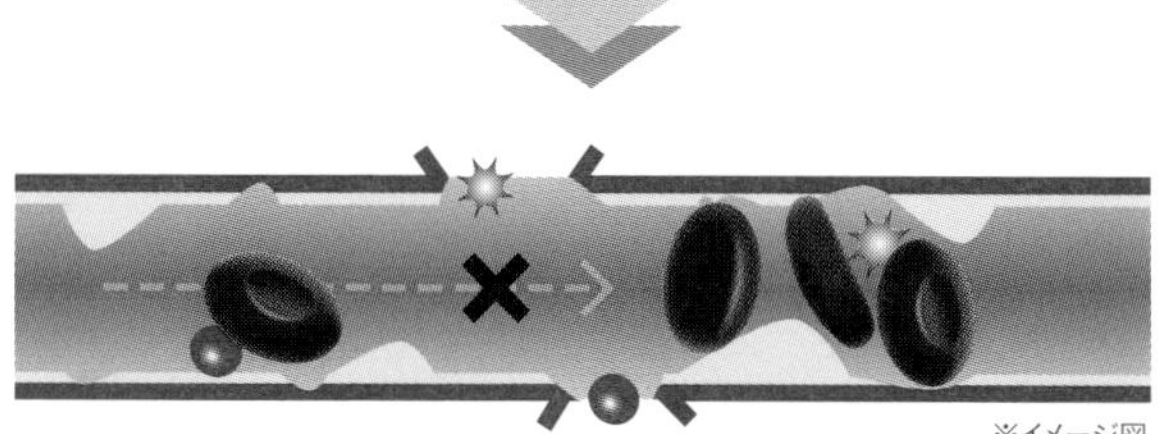

※イメージ図

血管が詰まったり破れたりする

はがれたかさぶたが血管内のどこかで詰まったり(血栓)、もろくなった内壁が破れたり(破裂)し、くも膜下出血や脳梗塞、心筋梗塞に

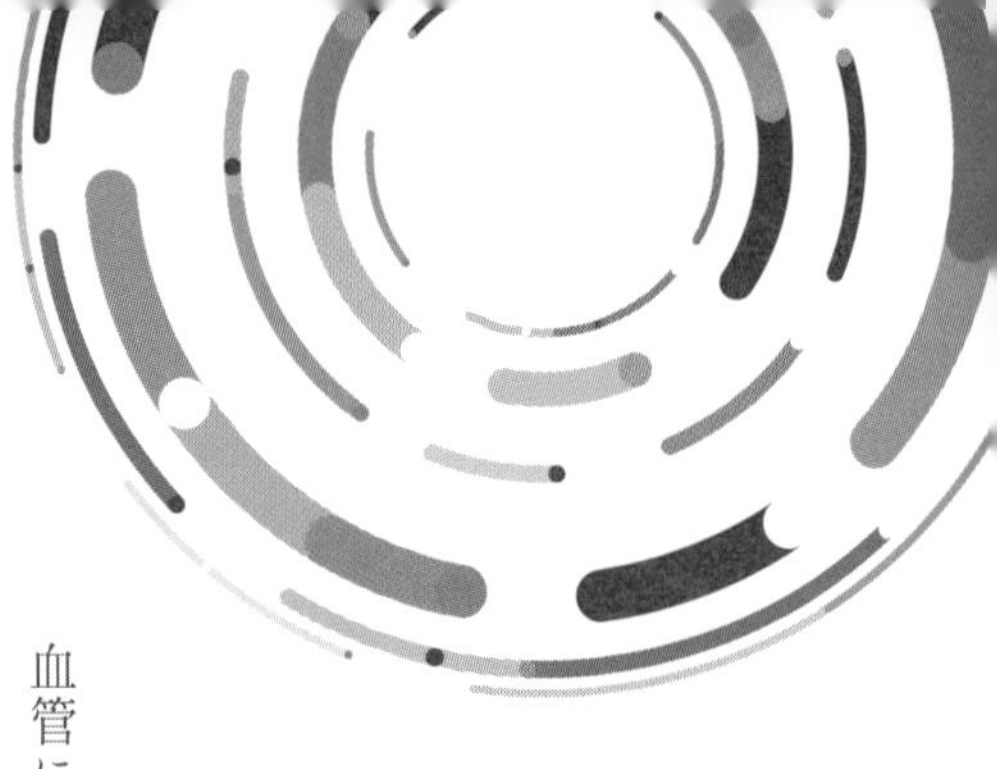

血流が足りないと筋肉も硬く弱くなる

血管には、心臓から拍出された血液を全身に送る動脈、全身を巡った血液を心臓に戻す静脈、そして動脈と静脈をつなぐ毛細血管があります。それらを1本につなぎ合わせるとおよそ10万km、地球2・5周分とも言われる長さに。

それほどまでに長い血管を人体が必要とする理由は、一つしかありません。体のすみずみまで酸素や栄養素を運ぶためです。なかでも全身に張り巡らされている毛細血管は、筋肉にもみっちりと詰まっており、細胞の一つひとつに栄養素を届ける役割を担っています。

ところが血流が滞ると、筋肉の細胞に酸素や栄養素が届きにくくなり、酸欠で栄養不足の状態に陥って、筋肉は硬く縮む一方です。活動量不足で筋肉をよく動かさない人は1日に1回もしっかり全身に血流を巡らせていないので、筋肉も血管もどんどん衰えます。デスクワーカーはもちろん、車での移動やテレワークなどで体を動かさなくなった人ほど体が弱るのは、このため。

だからこそ、筋肉を動かして血流をよくすることが必要なのです。

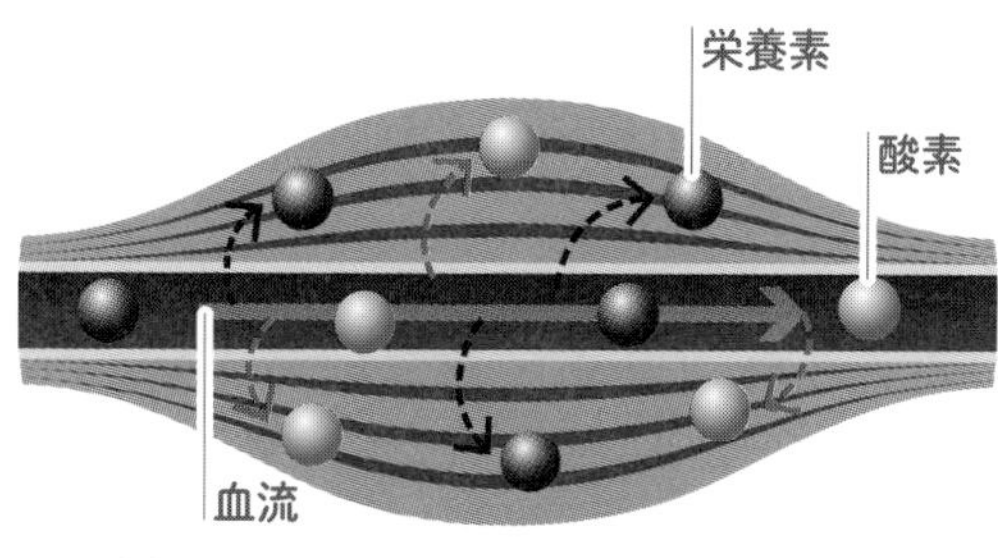

血管から酸素や栄養素が届く

血流がいいと、心臓から拍出された血液は動脈を通って毛細血管へと流れ、酸素や栄養素が体のすみずみまで届く

血流が減ると…

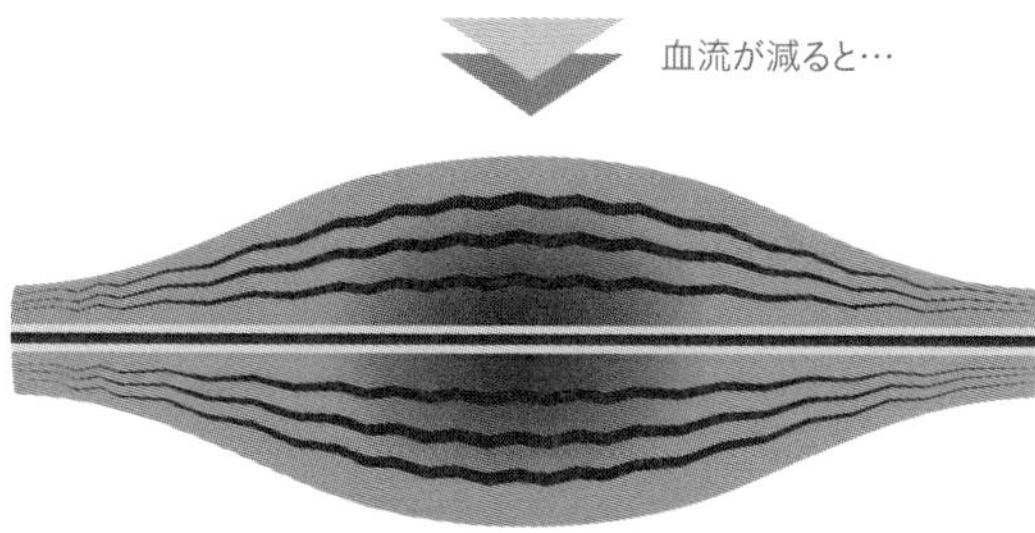

血管が細くなる

活動量不足などで血流が乏しい状態が続くと、血管を通る血液の量も減るため毛細血管が細くなっていく

栄養素が届かず…

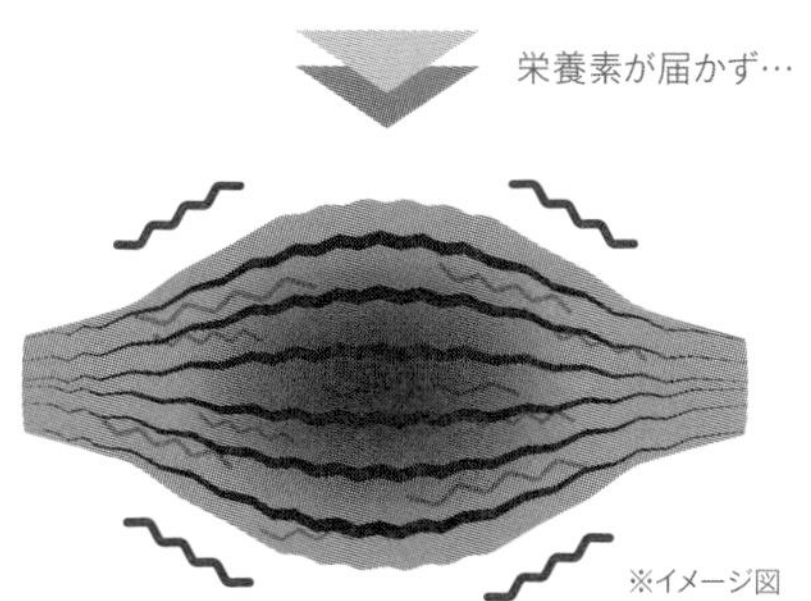

※イメージ図

筋肉は硬く縮んでしまう

毛細血管が細くなると、さらに血流が乏しくなり、筋肉に酸素や栄養素が届きにくくなる。必要なものが届かなくなった筋肉は硬く弱くなる

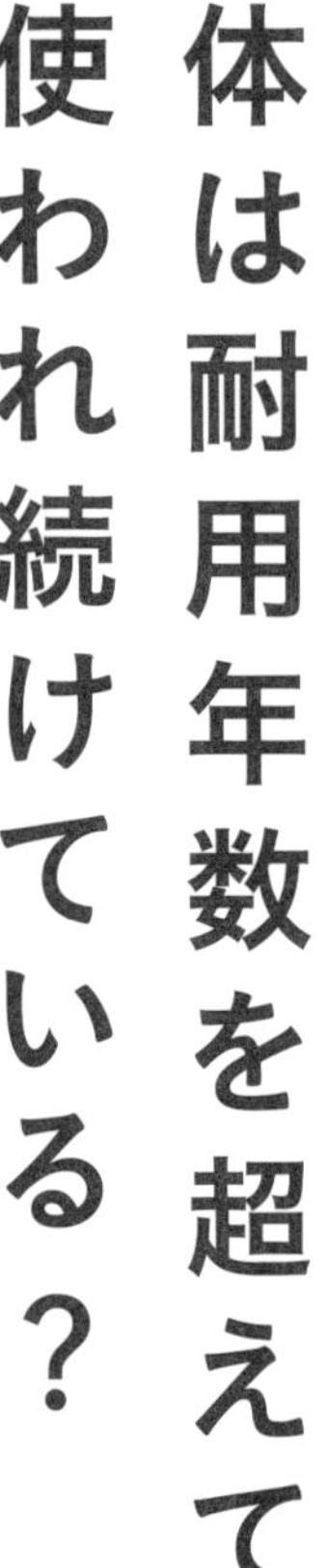

体は耐用年数を超えて使われ続けている？

日本人女性の平均寿命が90歳に近づいた一方で、健康で長生きの指標となる「健康寿命」は70歳台と、残念ながら大きな開きがあります。近年「人生１００年」などと言われるようになりましたが、じつは人間の平均寿命は何万年ものあいだ40歳以下でした。そう考えると、男女ともに40代からさまざまな痛みや不調を訴える人が急増するのも納得できます。

もし体が健康に１００年生きられるよう設計されていないとしたら、修復する力を落とさない工夫が必要。そのために役立つのが血管の健康維持です。

血管の健康維持に役立つ、血流を増やす活動をしている人としていない人の差は、年齢を重ねると見た目に顕著にあらわれます。本書の監修者・田畑医師は内科医としてさまざまな患者さんを診ていますが、以前「高齢者になると明確な差が出ます」とおっしゃっていました。それは私自身も25年以上トレーナーを続けているなかで感じていたことなので「医師から見てもそうなのか」と思いました。実際、血流を増やす習慣が病気の予防や未病対策に適していることは、医学的にも明らかです。

健康診断は血管の状態を知るものでもある

まず健康診断では、内臓脂肪や血圧、血糖値、血液検査値などから異常値を洗い出しますが、これらはすべて血管の健康状態に関係する項目です。これまでお話ししてきたように、病気の予防は健康な血管を維持することから始まります。未病の段階であれば、食事を適切なものへと見直し活動量を増やすことで、血流がよくなり血圧も血糖値も下がる。すると血管もしなやかさを取り戻し、健康を取り戻したり維持したりするうえで大いに役立ちます。

さらに、筋肉が増えれば、運動を続けるうちにインスリンの効きがよくなることもわかっています。これは動脈硬化や糖尿病の進行を食い止めることにもつながること。だから医師は生活習慣病患者にも「運動しましょう」と言うのです。

ただし、筋肉量を維持する、あるいは増やすには、運動だけでなく筋肉を増やせるだけの「余裕度」が体に必要です。私たちは、生きるために必要なエネルギーを食事から摂っています。しかしエネルギーの摂取量が生きるだけでギリギリの状態では、筋肉をつくるだけの「余裕度」がありません。特に昨今の粗食ブームによる栄養とエネルギーの不足は、若い女性だけでなく高齢者にも多く見られる心配事の一つです。

このことに気づいたのは、田舎暮らしの老夫婦を取り上げるテレビの特集番組を偶然見たときでした。山や畑で穫れた野菜たっぷりの食事を「健康的」と紹介していたのです。野菜を摂るのはいいことですが、彼らの食卓にはタンパク源となる食品はほとんどありません。また、ご飯の量も少なくて、2人は見た目も非常に細く、スリムというより栄養失調のような印象を受けました。私は「こんな状態でも世間的には〝細くて健康〟というイメージなのか」「野菜ばかりの粗食は果たして本当に健康的なのだろうか」としばし考えてしまいました。

高齢者はタンパク質を消化・吸収する力が落ちる

高齢者は、タンパク質を摂っても若者と同じようには消化・吸収されません。しかも、ある程度の体重がないと筋肉をつくる反応すら起きなくなります。これは体脂肪がついていなかったりエネルギー摂取量が少なかったりすると、日常生活を送っているだけでエネルギーを使い果たしてしまうからです。

私の思う「健康体」のつくり方は、筋肉量を増やし毛細血管も増やして血流をよくすることです。全身の血流をしっかり増やすような活動をすれば、エネルギー消費量は上がります。そうすると血中の糖や脂質が消費されて血液の状態がよくなり、筋肉もついて健康的な体つきを維持できる。そんなふうに次々とメリットが得られるようになるのが理想です。

体重のある人は筋肉をつけやすい

ここまで栄養不足の話をしてきましたが、「自分は太っている」と感じている人がいらしたら「筋肉をつける余裕度のある体である」と前向きにとらえてほしいと思います。体重のある人は日常生活が軽い筋トレのようなものなので、脂肪の下にはある程度の筋肉があるはずです。後はそれを動かすだけ。このようにポジティブに考え、血流を増やし血管を強くする運動に取り組んでいただけると、うれしく思います。

なぜ「体の硬い人」は高血圧になりやすいのか

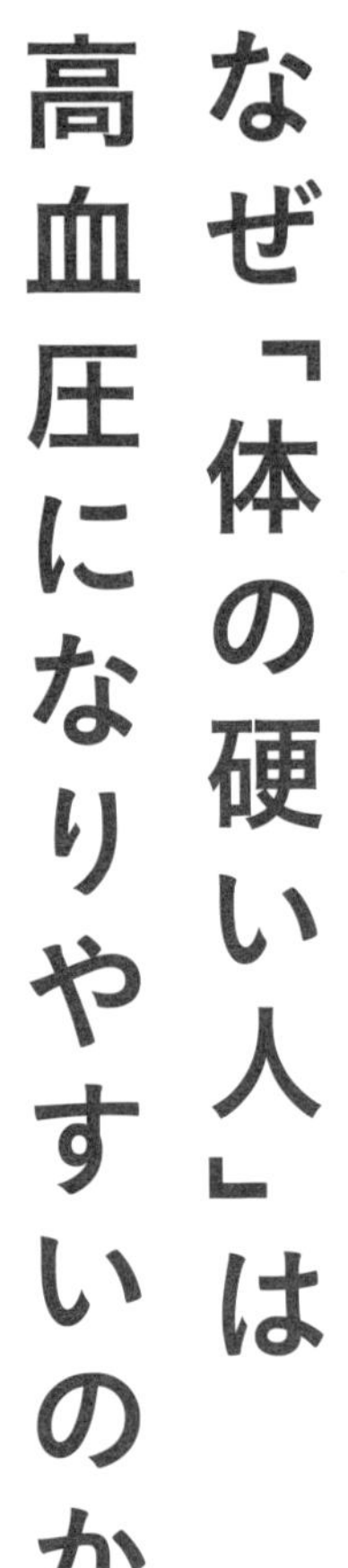

高血圧の9割近くは原因不明と言われていますが、体の硬い人は高血圧になりやすいということはご存じでしょうか。

体が硬いと聞くと、おそらく「筋肉が伸び縮みしない」ような状態を想像されると思いますが、じつはそれだけではありません。筋肉そのものが短くなることもあります。筋肉の長さと筋肉の中を通る血管の長さは比例するため、筋肉が硬く縮むほど血管も短く縮んでいってしまうのです。

この関係は筋肉を通る血管をゴムホースに見立てると、わかりやすいかもしれません。筋肉をグーッと引っ張ると、そこを通るホース（血管）も引っ張られてキューッと内径が細くなりますよね。すると血液が通るごとに内側から圧がかかるので、血圧が高くなります。これが、体の硬い人ほど血圧が高くなりやすい理由です。

血圧が気になる方は、食生活の改善だけでなく筋肉の柔軟性にも目を向けてほしいと思います。筋肉の長さを戻すには静的ストレッチも効果的です。毎日少しずつでも続ければ柔軟性が高まるので、ぜひ挑戦してみてください。

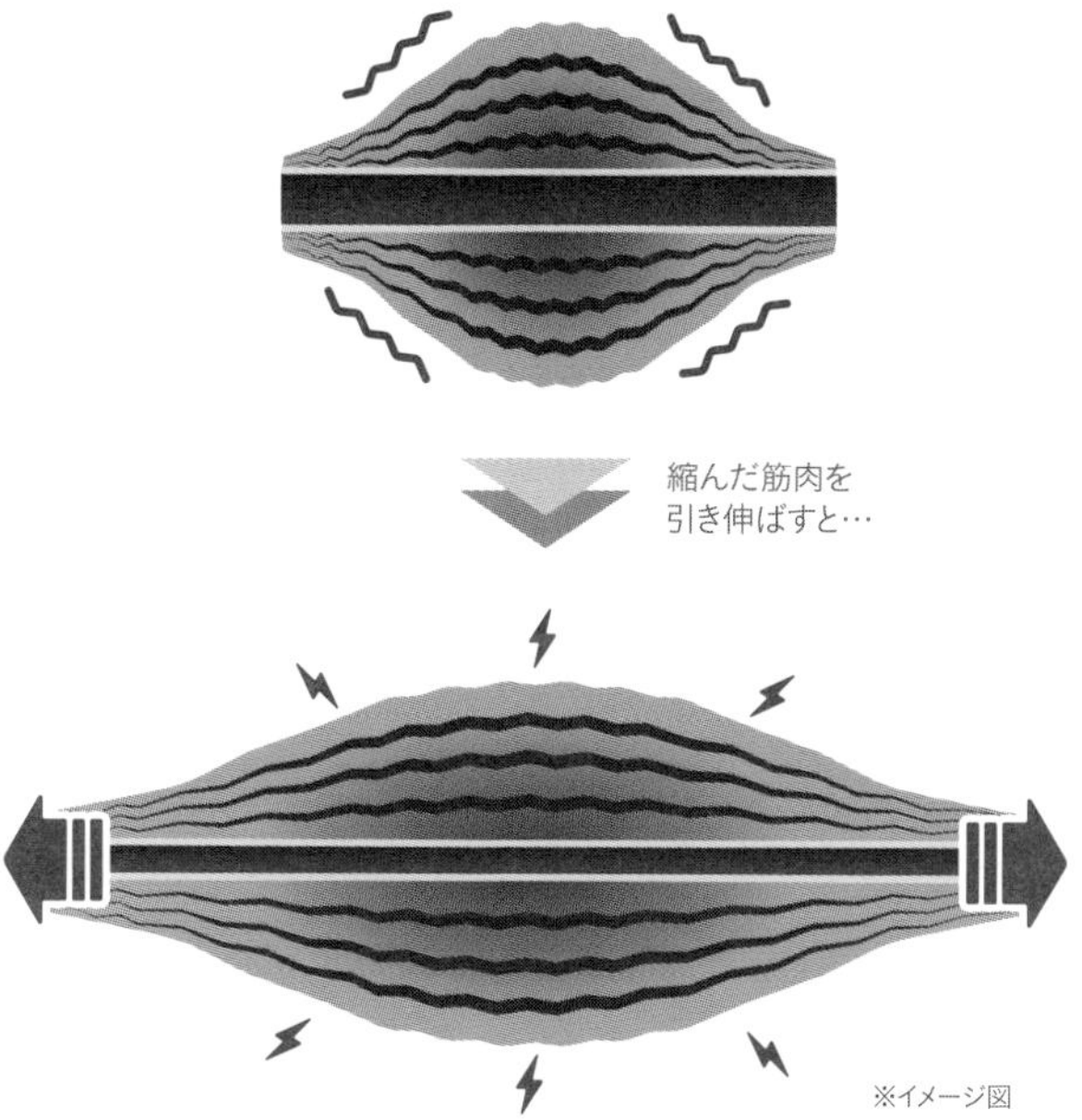

縮んだ筋肉を
引き伸ばすと…

※イメージ図

筋肉が縮むと血管も縮む。動かすと血管が細くなる

体の硬い人は筋肉が短く縮んでいて、血管も短くなっている。そこで筋肉を引き伸ばすと筋肉も血管も細長くなる。細い血管に流れ込んだ血液は、血管の内側からの圧を強めるため血圧が上がる

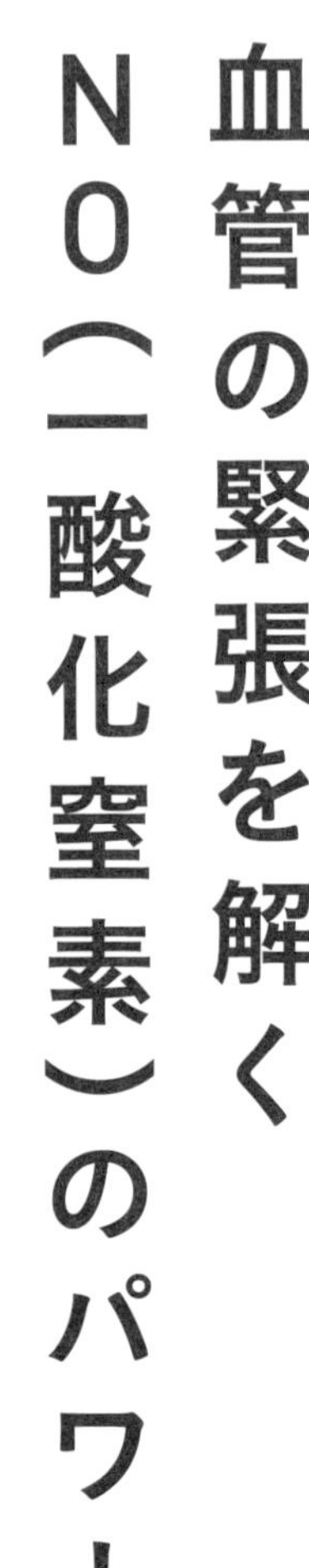

血管の緊張を解く NO（一酸化窒素）のパワー

血管に関する怖い話が続いたので、一つ朗報をお伝えしましょう。

運動をすると、血管拡張作用のあるＮＯ（一酸化窒素）が血液中に発生します。これは薬にも使われる物質で、たとえば狭心症など血管が詰まる病気の人や高血圧の人に処方される薬にも含まれるものです。

このＮＯは、筋肉をよく使う運動をすると血管の内皮から発生しやすくなるという研究報告も。運動を習慣化すると内皮細胞の機能が高まり、一酸化窒素がよく出るようになるので、血流量が増えて血管の状態も改善されるということです。

内皮細胞の機能を改善させるには、少し汗ばむ程度の運動が効果的であると言われています。運動量は1日30分以上、週に１８０分以上が目標です。

下半身をよく使い、10分でしっかり汗ばむ循環系ストレッチもＮＯの産生が期待できます。毎食後に行えば目標時間をクリアできますし、通勤や家事、ウォーキングの前に行うのもいいでしょう。血流を改善し血管を強くする効果がさらに高まります。ただし「汗ばむ程度」の運動ですから、ウォーキングなら早歩きがマストです。

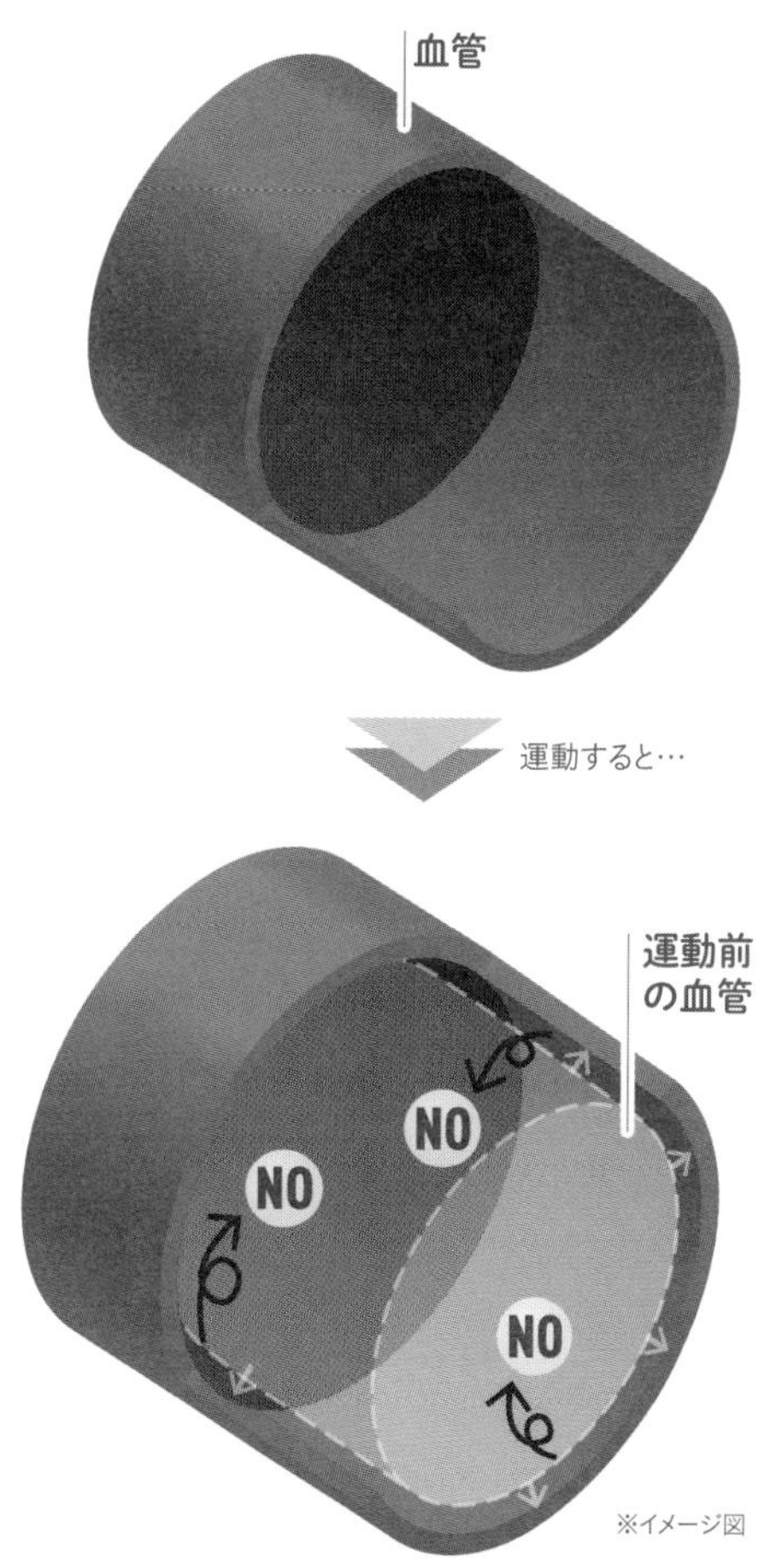

体を動かすと内膜から血管拡張物質が出る

活動量が不足すると血流が減り、血管は衰えて硬く細くなってしまう。しかし軽く汗ばむ程度の運動をすると一酸化窒素という血管を拡張してくれる物質が血管の内膜から分泌される。結果的に血圧も下がる

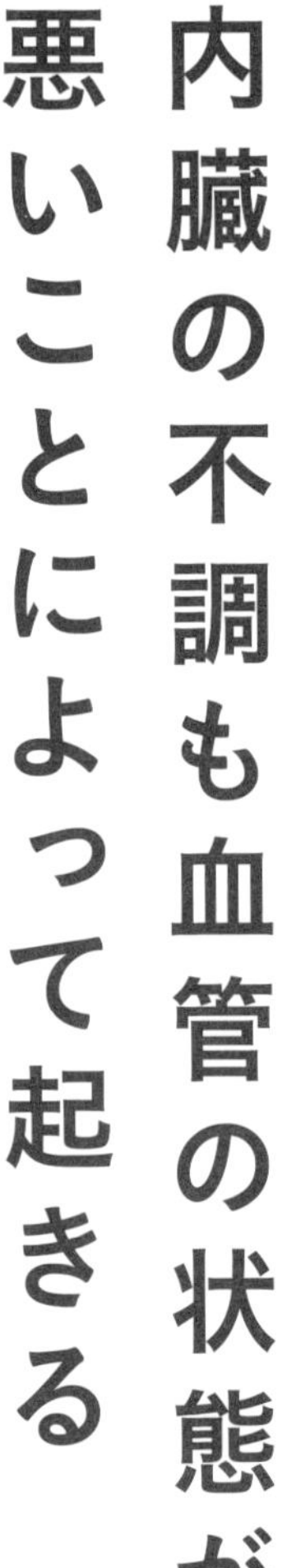

内臓の不調も血管の状態が悪いことによって起きる

いわゆる筋肉以外にも、血流や血管の状態が強く影響する部分があります。

たとえば肝臓や腎臓は、細かい血管が張り巡らされてかたちづくられる「血管のかたまり」のようなもの。そこにきれいな状態の血液がサラサラと流れ込むことで、毒素を分解したり血液を濾過したりするという臓器本来の機能が十全に働くようになっています。

ほかにも、日々の食事で消化・吸収が行われるのは、血液がしっかり行き渡ることで胃腸が活発に働くからです。

つまり、もし動脈硬化などによる「血管機能の衰え」が確認できたとしたら、それは同時に臓器も障害を受けやすい状態になっているということ。もし、少し走っただけで息切れがする、便秘や下痢を繰り返す、胃がもたれるなどが気になるとしたら、それは臓器が弱り始めたことを示すシグナルかもしれません。

血管機能の衰えを放置すると糖尿病になり、さらに血管のダメージが蓄積されると、次の段階としてあらわれるのが臓器の障害です。

たとえば高血糖の状態が続くと腎臓の毛細血管が傷ついて血液を濾過する機能が働かなくなり、血液に老廃物が溜まったままに。糖尿病から腎不全になると、週に数回病院に通って血液の濾過をしてもらう人工透析が必要になります。

1日1回の血流改善が不調や病気を遠ざける

動脈硬化の因子となる高血圧、高血糖、脂質異常症といった異常がある人、またその予備軍の人が抱えているちょっとした不調にも、血流や血管の状態が深く関連していることが考えられます。

「運動不足か食べすぎなのか、このところどうも調子が悪い」という人は、ひそかに血管の劣化が進行しているのかもしれません。まずは1日に1回、血流をよくすることを心がけて、しなやかで強い血管を取り戻しましょう。

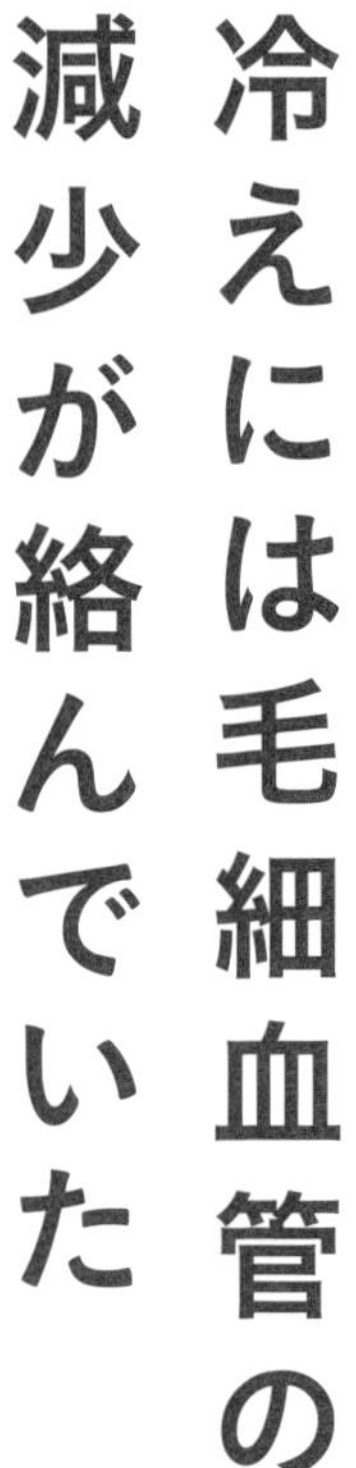

冷えには毛細血管の減少が絡んでいた

手足の先に感じる冷えやしびれ。これは血流の減少によって起きる現象ですが、血管の状態が悪かったり毛細血管が減っていたりすると、冷えはひどくなります。温かい血液が通るはずのルートに異常が生じたからです。

まず人間の体には、体の中心部の温度「中核温」を一定に保とうとする機能があります。脳、肺などの生命を維持するうえで大切な器官は、すべて体の中心線に位置するものです。また、体温をコントロールする自律神経も背骨に沿って、やはり体の中心線を通っています。

こうした器官や神経は、中核温を37度に保つことで正常に働くものです。逆に中核温が下がると機能不全に陥ります。だから体は、なんとしてでも中核温を保とうとするのです。

たとえば極寒の環境下で真っ先に凍傷になるのは手や足の指ですが、これも中核温を保つため。人は手足を失っても生命の維持はできるものの、脳や心臓の機能が停止すると死亡するからです。だから手足の血流を失ってでも、寒さから脳と体幹を守ろうと体の中心に血液が集まります。その結果、手先・足先は血流を失っていくのです。

このような極限の環境になくても手足の冷えがつらいという人は、血流を増やす習慣を身につけ、毛細血管の状態改善にも目を向けるといいでしょう。

手足が冷えるならお腹や背中を温めなさい

ちなみに、手先や足先が冷たいときに手をさすったりカイロを持ったりして先端（末端）だけ温めてもあまり効果はありません。

いちばん即効性があるのは、毛糸の帽子や腹巻、ベストを着用して中心部を温め、カイロもお腹や背中、腰に当てること。中核温が安定することで、手先・足先まで温かな血液を流す余裕が生まれます。

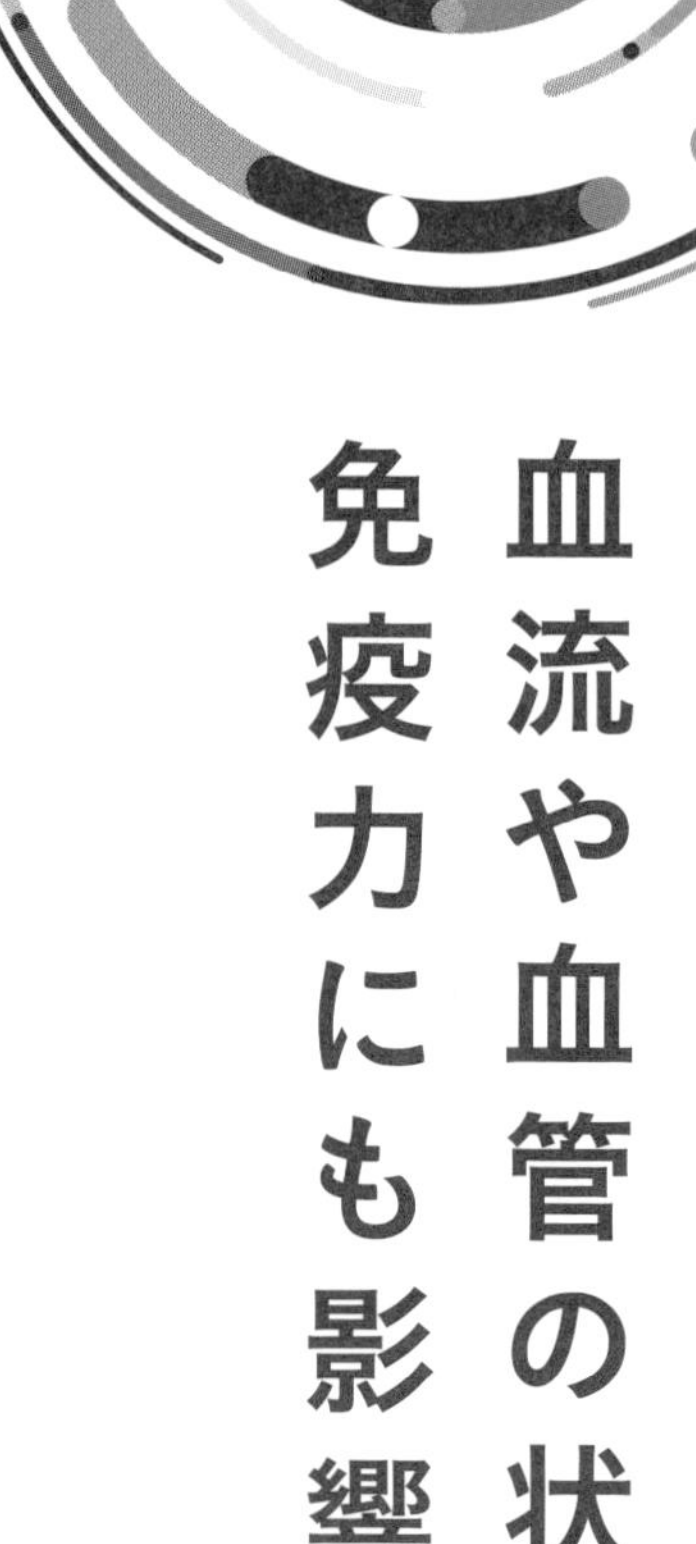

血流や血管の状態は免疫力にも影響する

血流の悪化と血管の状態は免疫力の低下にも直結します。

免疫力とは、体の異常を発見し、正常な状態に戻そうとする力です。たとえば細菌やウイルスなど、体外から侵入してくる異物を察知して攻撃しブロックする。その免疫力を担うのが、血液中の白血球です。

血流がよければ、白血球は動脈から毛細血管を通り、体のすみずみまで行き渡ります。しかし血流が低下すると血管は弱り、免疫細胞である白血球も全身くまなくは行き届かなくなる。そうなれば当然、異物を察知し排除する働きも低下するため、免疫力も低下します。

また、血糖値の高い人は感染症のリスクが大きく上がります。

高血糖は細菌にとっての「ごちそう」だった

体に侵入する細菌はブドウ糖が大好きなので、あればすぐに寄ってくるからです。インスリンの働きが悪くなると血液中のブドウ糖が細胞に取り込まれなくなり、高血糖の状態が続きます。これは細菌にとっては天国のような環境。だから糖尿病の方は、あらゆる疾患の感染リスクが高くなるのです。

これまでお話ししてきたとおり、高血糖になれば血流は低下し、血管はボロボロになります。血流の低下と血管の異常は、あらゆる病気のリスクを上げてしまう免疫力低下の引き金でもあるということです。

しかし、食生活の見直しや運動習慣によって血流を改善すると、全身の毛細血管を血流で満たすことができます。つまり白血球も全身に行き届いて働き始めるため、免疫機能を回復できるということです。

すでに糖尿病になっている人も、生活習慣を改善し薬やインスリンをうまく使いながら血糖コントロールを行うことで、毛細血管を守りつつ症状の悪化や合併症のリスクを抑えられます。

おわりに

医学はめざましい進歩を遂げましたが、高血圧やがんなど、すべてに効くような「万能の薬」は存在しません。それと同じようにストレッチも、目的が何かによって最適な種目は異なります。「なんでもいいからストレッチさえすれば健康になる」というような簡単かつ単純なものではないのです。

むしろストレッチには「走る前に静的ストレッチで脚をじっくり伸ばす」ようなタイミングの間違いもあれば、反動をつけて動作する「アキレス腱伸ばし」のようなケガのリスクを伴うやり方の間違いもあります。ストレッチは手軽にできるだけに、どんな目的で何を、どのタイミングで行うかの正しい処方箋が必要なのです。それが、私が本書でいちばんお伝えしたかったことです。

循環系ストレッチは「血管をしなやかに強くして動脈硬化を予防する」「心筋梗塞や脳梗塞を遠ざける」ことを目的に、どんな動きを、どの順番で何回すべきかを明確にしました。本書に紹介したように、さまざまな数値の改善を確認しましたが、お腹の脂肪がすぐに落ちたり、その場で二の腕が細くなったりするような劇的な効果はありません。しかし、皆さんの体の中では確実に変化が起きて健康になっていくストレッチです。特に運動習慣がなく体力の低下した方には、薬より効くストレッチであることをお約束します。

最初は、肩まわりが張る感じがしたり、体がだるくなったりすることがあるかもしれません。でも続けるうちに少しずつ体は強くなり、いつの間にか難なくできるようになります。

そうしたら、まず継続できた自分を褒めてあげてください。

そして次は一つひとつの動作の回数を増やしてみましょう。

また張りやだるさが生じたら、あなたの体がさらに強くなるというシグナルです。

そうして頑張ったあなたが5年後、10年後に大病を患うことなく今と同じ生活ができていたら、あるいは体が強くなったことで、ほかの運動を楽しめるようになっていたら、考案者として、とてもうれしく思います。

中野ジェームズ修一

循環系ストレッチ一覧

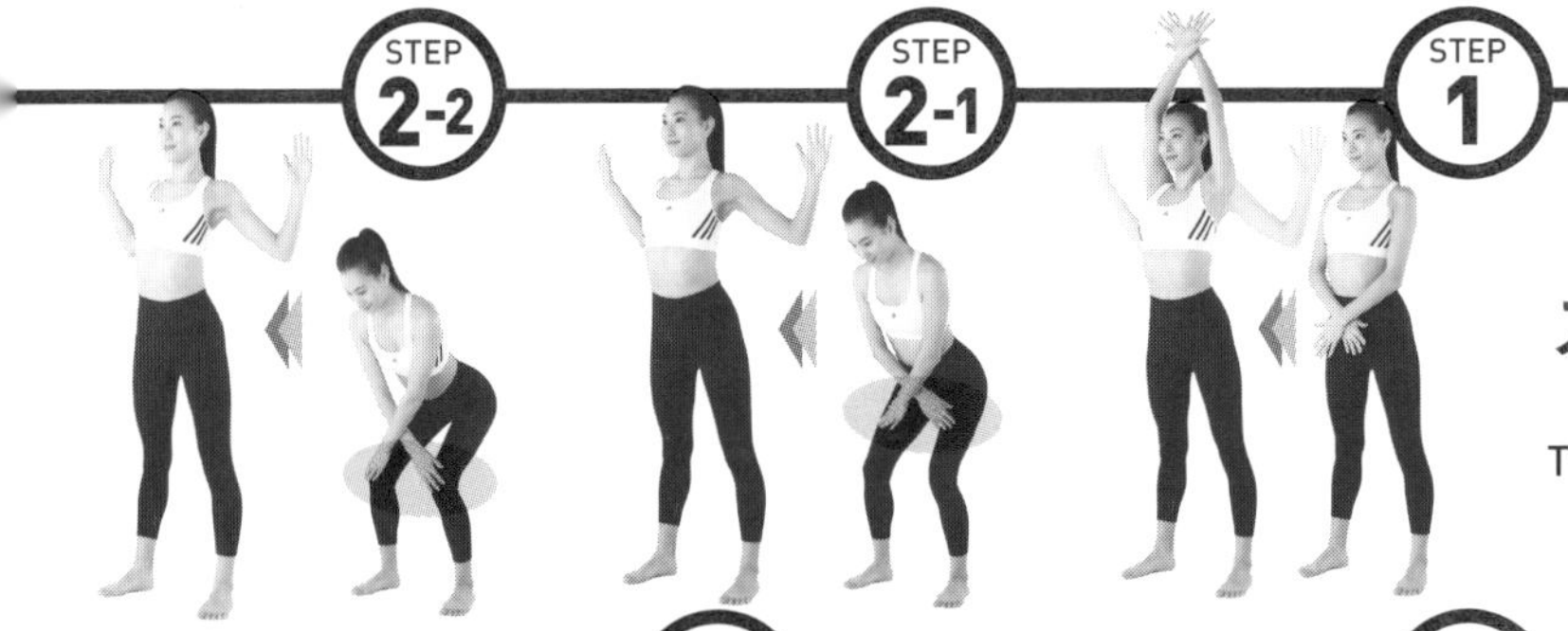

ぬぎストレッチ

Tシャツを脱ぐような動作で肩甲骨を寄せる

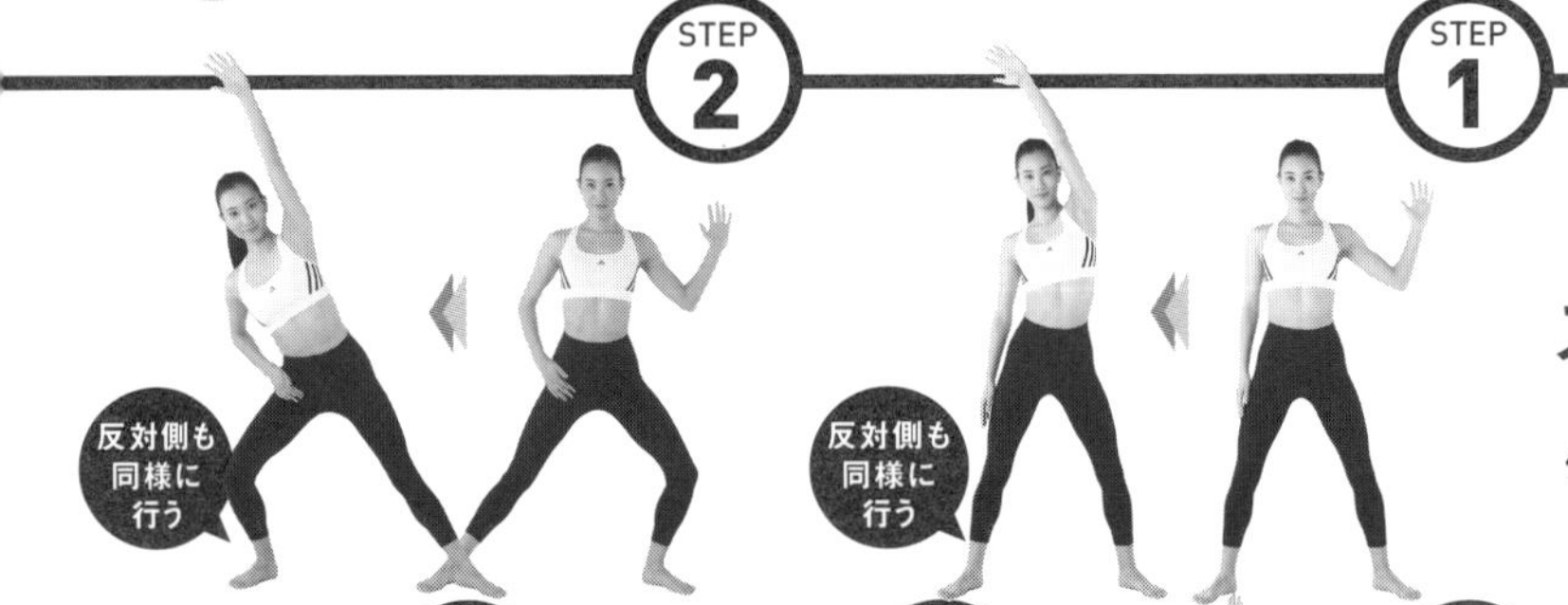

STEP 1
STEP 2-1
STEP 2-2

のびストレッチ

体重移動しながら体の側面を伸ばす

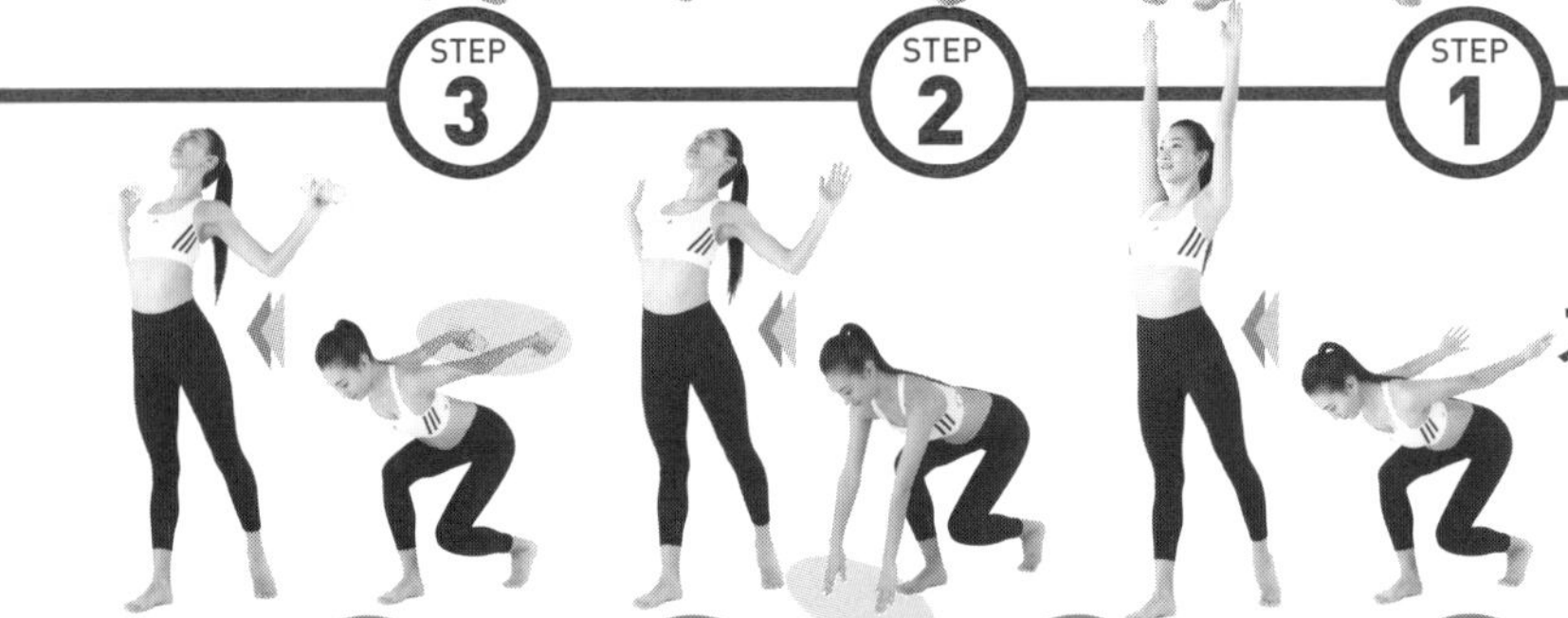

STEP 1
STEP 2

反対側も同様に行う

ふりストレッチ

しゃがみ動作に腕のスイングを加える

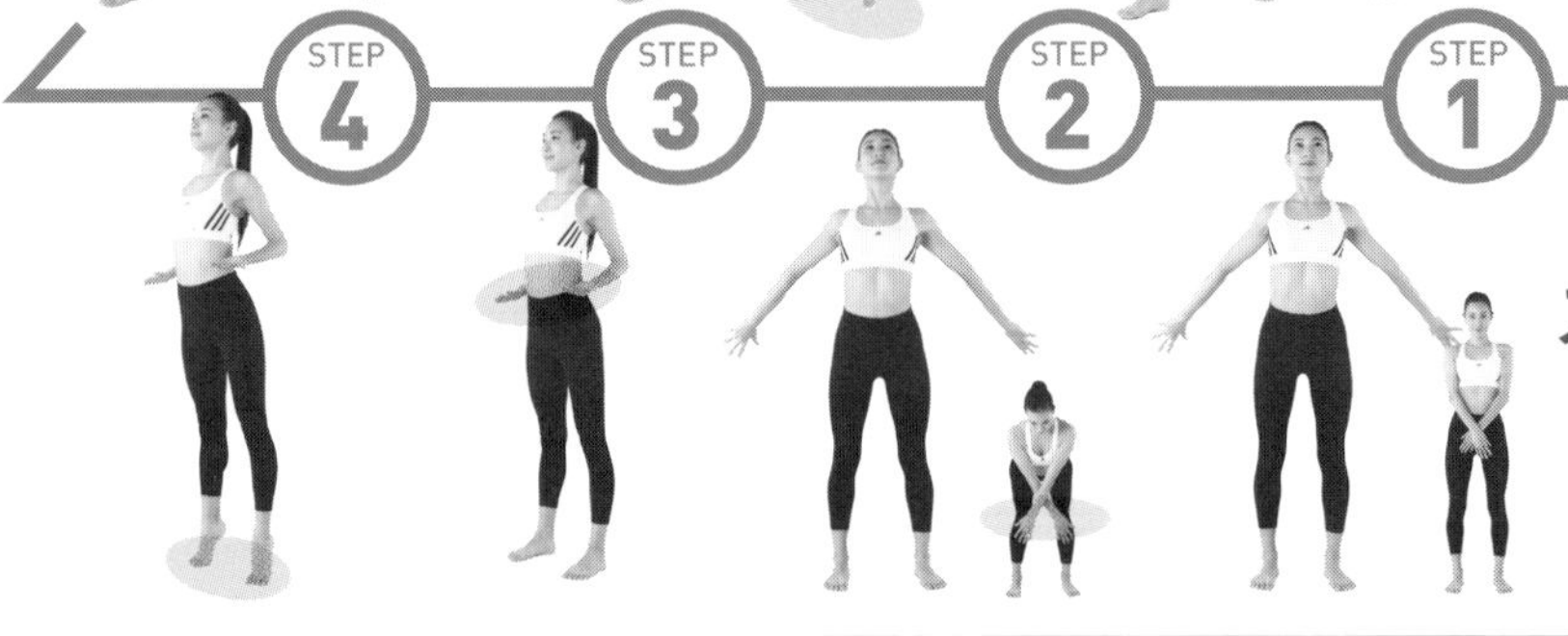

STEP 1
STEP 2
STEP 3

ねじストレッチ

腕をねじる動作に、しゃがむ動きを追加

STEP 1
STEP 2
STEP 3
STEP 4

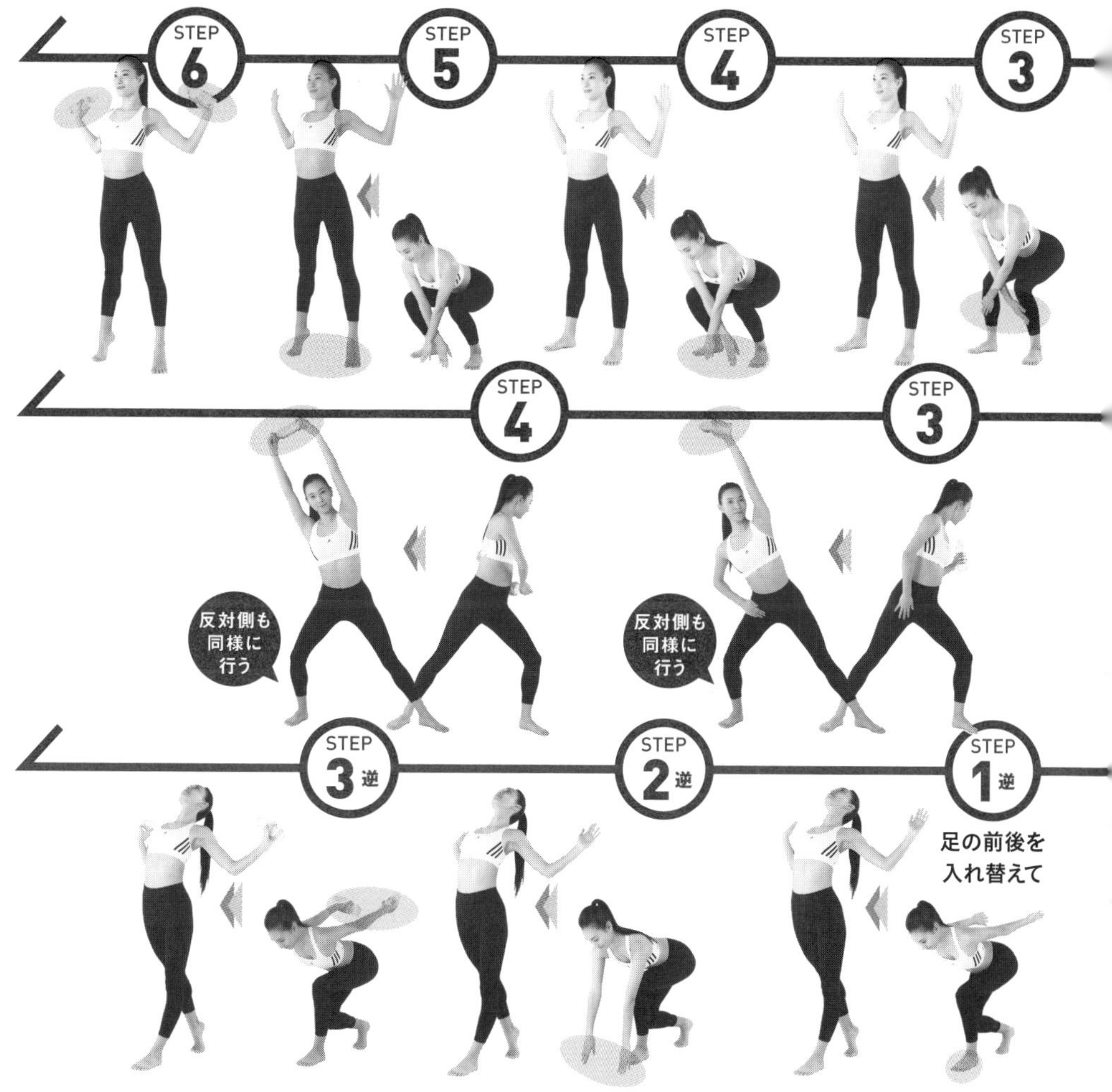

「あれ、どれをやるんだっけ？」をなくすために

循環系ストレッチは、STEPごとに少しずつ動きを大きくしていくことで、固まった筋肉に血液を流し込み、血流の要となる部位を徐々にほぐします。これは非常に効果の高いメソッドなのですが、最初のうちは動作の違いや順番で混乱することもあるでしょう。このページに、どのストレッチをどういう順番で行うかについてまとめましたので、日々の継続にお役立ていただければ幸いです

中野ジェームズ修一 （なかの・じぇーむず・しゅういち）

1971年生まれ。米国スポーツ医学会認定運動生理学士、フィジカルトレーナー。スポーツモチベーション最高技術責任者、フィジカルトレーナー協会（PTI）代表理事。日本では数少ないメンタルとフィジカルの両面を指導できるトレーナーとしてトップアスリートや育成世代、中高年の生活習慣病患者までを指導。2014年からは青山学院大学駅伝チームのフィジカル強化も担当し、神野大地選手の個人トレーナーなど多種多様な競技におけるオリンピアンのフィジカルトレーナーを歴任。自身が技術責任者を務める東京都・神楽坂の会員制パーソナルトレーニング施設「CLUB100」は、つねに活況を呈している。

田畑尚吾 （たばた・しょうご）

1984年生まれ。自治医科大学附属さいたま医療センター（初期研修医）、慶應義塾大学医学部スポーツ医学総合センター（後期研修医）、北里研究所病院（予防医学センター/総合スポーツ医学センター副センター長）、東京オリンピック・パラリンピック選手村診療所内科チーフドクターなどを経て、2021年10月田畑クリニック開業。糖尿病専門医、総合内科専門医、日本スポーツ協会公認スポーツドクター等の資格を有し、生活習慣病の診療や運動処方に従事するかたわら、日本陸上競技連盟、全日本スキー連盟のドクターとして、アスリートの内科的サポートも行っている。

血管を強くする
循環系ストレッチ

2023年7月25日　初版発行
2023年9月20日　第5刷発行

著　　者　中野ジェームズ修一
監 修 者　田畑尚吾
発 行 人　黒川精一
発 行 所　株式会社サンマーク出版
〒169-0074
東京都新宿区北新宿2-21-1
電話 03-5348-7800
印刷・製本　共同印刷株式会社

ISBN978-4-7631-4026-5　C2075

ホームページ　https://www.sunmark.co.jp

QRコードでの動画視聴サービスは2025年末までご利用いただける予定ですが、予告なく終了する場合があります

循環系ストレッチはここで受講できます

受講を希望する個人の方は、以下をご参照ください

オンライン

早稲田大学
エクステンションセンター
「こころもからだも気持ちよく
家でもできるストレッチ講座」

詳細・お申込み
https://www.wuext.waseda.jp/

対　面

会員制パーソナルトレーニング施設
「CLUB100」

お問い合わせ
https://club100.sport-motivation.com/

スマホアプリ

サントリーウエルネスcomado

ダウンロード
https://comado.com/aboutapp

※配信内容は変更になる場合があります

循環系ストレッチの企業での導入実績

以下の企業で福利厚生として導入していただいています

オンライン

株式会社hacomono
対象　株式会社hacomono社員限定

オンライン

日本電気健康保険組合
対象　NEC健保被保険者、被扶養者